Paul Steele

YIN YOGA FÜR SPÄTEINSTEIGER

Bibliografische Information der Deutschen Nationalbibliothek
Die Deutsche Nationalbibliothek verzeichnet diese Publikation in der Deutschen Nationalbibliografie. Detaillierte bibliografische Daten sind im Internet über https://dnb.de abrufbar.

Für Fragen und Anregungen
info@m-vg.de

Wichtiger Hinweis
Dieses Buch ist für Lernzwecke gedacht. Es stellt keinen Ersatz für eine individuelle medizinische Beratung dar und sollte auch nicht als solcher benutzt werden. Wenn Sie medizinischen Rat einholen wollen, konsultieren Sie bitte einen qualifizierten Arzt. Der Verlag und der Autor haften für keine nachteiligen Auswirkungen, die in einem direkten oder indirekten Zusammenhang mit den Informationen stehen, die in diesem Buch enthalten sind.

Ausschließlich zum Zweck der besseren Lesbarkeit wurde auf eine genderspezifische Schreibweise sowie eine Mehrfachbezeichnung verzichtet. Alle personenbezogenen Bezeichnungen sind somit geschlechtsneutral zu verstehen.

1. Auflage 2024

Türkenstraße 89
80799 München
Tel.: 089 651285-0

Die englische Originalausgabe erschien 2024 bei Lotus Publishing, Nutbourne/Chichester, und Human Kinetics, Champaign/Illinois, unter dem Titel *Yin Yoga 50+. Slow Flows to Restore Your Body, Improve Flexibility, and Relieve Pain*. © 2024 by Paul Steele, Vorwort © 2024 by Dr. Angelica Brandelius. All rights reserved.

Übersetzung: Kristina Flemm
Redaktion: Susanne Meinrenken
Umschlaggestaltung: Manuela Amode
Umschlagabbildung: Sanni Sorma
Fotos, Illustrationen und Design: Sanni Sorma
Layout: Daniel Förster, in Anlehnung an das Original © Sanni Sorma
Satz: Daniel Förster
Druck: Florjancic Tisk d.o.o., Slowenien
Printed in the EU

ISBN Print 978-3-7423-2714-7
ISBN E-Book (PDF) 978-3-7453-2483-9
ISBN E-Book (EPUB, Mobi) 978-3-7453-2484-6

Paul Steele

YIN YOGA FÜR SPÄTEINSTEIGER

Sanfte Flows für einen beweglichen, schmerzfreien und gesunden Körper

riva

Inhalt

VORWORT

Den Körper zu bewegen, kann dabei helfen, unterschiedliche Aspekte der Gesundheit sowie der Wahrnehmung und Erfahrung des eigenen Lebens zu verbessern.

Körperliche Betätigung kann zur Widerstandsfähigkeit gegen Krankheiten beitragen sowie bestehende Erkrankungen und Beschwerden lindern. Beispielsweise kann Sport zu einem gesünderen Herz-Kreislauf- und Immunsystem, einer besseren Regulierung des Blutzuckerspiegels und einer stärkeren Knochenstruktur führen. Körperliches Training hat auch positive Auswirkungen auf das Gehirn, denn es hebt die Stimmung und steigert die Lern- und Konzentrationsfähigkeit.

Körper und Geist sind dynamisch miteinander verbunden und beeinflussen sich ständig gegenseitig. Durch Bewegung und Atmung senden wir Signale nach innen, die unsere Gedanken beeinflussen. Gleiches gilt auch umgekehrt – die Gedanken haben einen großen Einfluss auf die körperliche Verfassung.

Yoga in seinen verschiedenen Formen beinhaltet Krafttraining, Beweglichkeit, neuromuskuläres Training, Regeneration und mentales Training. Beim Yin Yoga liegt der Fokus auf statischen Dehnübungen und Achtsamkeit.

Achtsamkeit – oder bewusstes Dasein – konzentriert sich auf das Erleben der Gegenwart mithilfe der Sinne und der Atmung, ohne diese Erfahrung zu bewerten. Wenn wir die Aufmerksamkeit nach innen lenken, können wir uns bewusster machen, wie wir uns fühlen, was wir denken und wie es uns geht, was zu einem besseren Selbstverständnis führt. Wenn wir trainieren, unsere Aufmerksamkeit auf etwas Bestimmtes zu richten, kann sich auch unsere Konzentrationsfähigkeit im Alltag verbessern.

Unwillkürliche physiologische Prozesse wie Blutdruck, Pulsschlag, Verdauung und Atmung werden vom vegetativen Nervensystem gesteuert. Die beiden Anteile dieses Systems – das sympathische und das parasympathische Nervensystem – beeinflussen die Stresslevel im Körper. Sie arbeiten zusammen und sind in verschiedenem Ausmaß immer aktiv. Das sympathische Nervensystem bereitet uns in Gefahrensituationen auf Kampf oder Flucht vor, indem es die Ausschüttung von Adrenalin, Noradrenalin oder Cortisol veranlasst. Dadurch steigen die Herzfrequenz, der Blutdruck und die Atemfrequenz. Das parasympathische Nervensystem wiederum steuert Prozesse im Körper, die mit Regeneration und Heilung verbunden sind, und hilft beim Ausruhen und Verdauen. Die Herzfrequenz, der Blutdruck und die Atemfrequenz sinken. Da

Yin Yoga eher das parasympathische Nervensystem aktiviert, kann es als wichtiges Werkzeug dienen, um sich von den Auswirkungen von Stress zu erholen.

Die in diesem Buch sehr anschaulich beschriebenen verschiedenen Yin-Yoga-Haltungen können den Bewegungsumfang erhöhen, vorbeugend gegen Krankheiten wirken und die Leistungsfähigkeit steigern.

Wenn Sie vorher noch nie Yin Yoga ausprobiert haben, sind die vielen unterschiedlichen Haltungen eine großartige Einführung. Aber auch für erfahrenere Leserinnen und Leser ist es ein hilfreiches Nachschlagewerk, das Inspiration für neue Flows bietet.

Viel Spaß damit!

Dr. Angelica Brandelius (MD, PhD)

1

Einleitung
ALTER IST NUR EINE ZAHL

Das Ziel dieses Buchs besteht darin, Menschen »in einem gewissen Alter« zu helfen, ein möglichst erfülltes Leben zu führen und die Auswirkungen, die das Altern auf unseren Körper – und auch auf unseren Geist – hat, durch Yin Yoga zu kompensieren.

Das chronologische Alter muss nicht dem biologischen Alter entsprechen. Wir alle wissen, dass Nichtrauchen, geringer Alkoholkonsum, viel Gemüse in der Ernährung und die richtige Bewegung helfen.

Aber vielleicht brauchen wir noch mehr? Und vielleicht ist dieses »mehr« Yin Yoga?

YIN YOGA IST NICHT NUR CHANTEN UND WEIHRAUCH

Viele Menschen haben eine falsche Vorstellung von Yoga. Sie denken, alles drehe sich darum, unmögliche Körperhaltungen einzunehmen, seltsame Gesänge von sich zu geben, Kerzen anzuzünden und jedem um einen herum »Namaste« zuzuflüstern.

Falls Sie irgendetwas davon tun möchten, können Sie das gern machen, aber beim Yin Yoga geht es vor allem darum, die Beweglichkeit zu verbessern, die Durchblutung anzuregen und Verspannungen zu lösen.

PERFEKT ZUR SCHMERZLINDERUNG

Viele Menschen über 50, mit denen ich spreche, erzählen mir das Gleiche: Wenn sie morgens aufwachen, fühlen sie sich steif und haben manchmal sogar Schmerzen. Wir alle kennen den Grund: Mit fortschreitendem Alter werden die Muskeln inflexibler und die Gelenke steifer. Eine Ursache dafür ist, dass der Körper weniger Gelenkflüssigkeit erzeugt, die die Gelenke schmiert. Die andere ist ganz simpel.

Wir dehnen uns nicht.

Yoga hilft uns, Schmerzen in den Gelenken zu lindern, Muskeln und Bindegewebe zu dehnen und sogar die Produktion von Gelenkflüssigkeit anzukurbeln. Das bedeutet weniger Schmerzen, mehr Freiheit und ein besseres Leben. Andere Forschungsergebnisse zeigen, dass Yoga sogar unsere Knochen stärkt.[1]

VON YIN YOGA PROFITIERT JEDERMANNS KÖRPER … UND GEIST

Die Atemübungen beim Yin Yoga helfen, Stress abzubauen, den Blutdruck zu senken und die Immunabwehr zu stärken, was alles zu einem erholsamen Schlaf beiträgt.[2]

Mit anderen Worten verspricht eine regelmäßige Yin-Yoga-Praxis viele körperliche, mentale und emotionale Vorteile. Dieses Buch bietet Ihnen hoffentlich die nötigen Werkzeuge und die Inspiration, um mit diesem sanften, langsamen Yogastil zu beginnen.

Und das Beste? Man muss dafür nicht superbeweglich sein. Jeder Mensch profitiert von Yin Yoga, unabhängig vom körperlichen und mentalen Ausgangszustand.

Ich hoffe, Sie haben Spaß mit diesem Buch und freuen sich darauf, sich noch besser – und sogar jünger – zu fühlen.

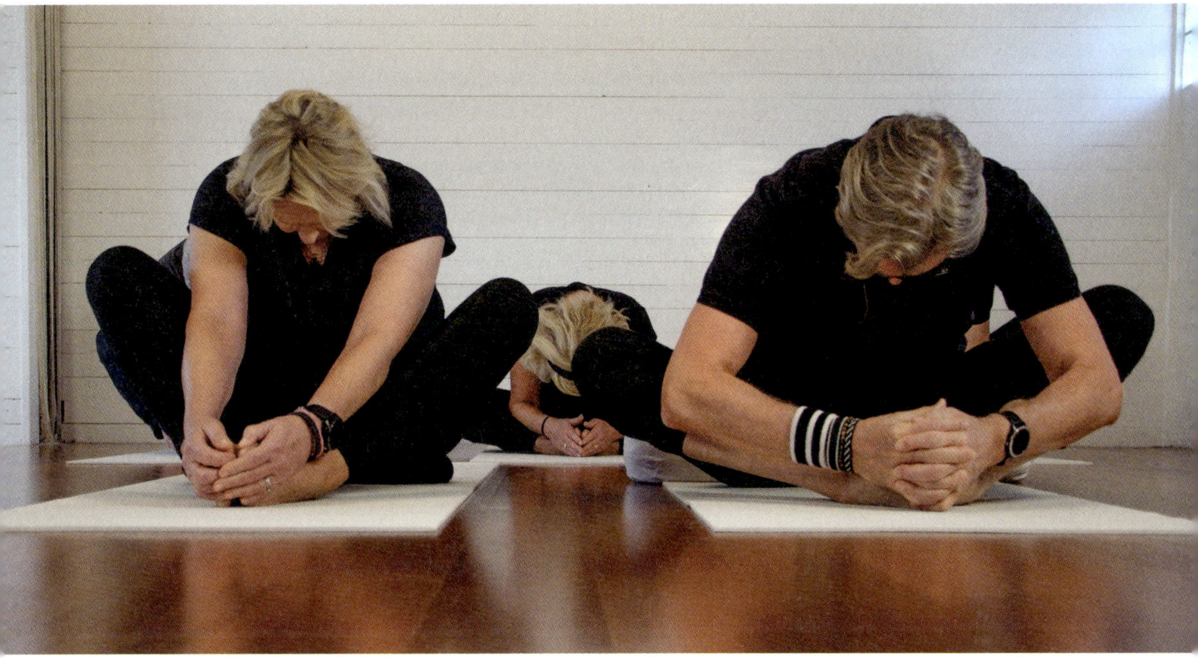

2

Was ist
YIN YOGA?

Yin Yoga ist ein eher passiver Yogastil, der unserem Körper und Geist guttut. Er verleiht uns einen größeren Bewegungsumfang, senkt gleichzeitig den Blutdruck und steigert dadurch unser Wohlbefinden.

Bei der Ausübung von Yin Yoga nutzen wir passive, länger gehaltene Dehnübungen oder Positionen, die es uns ermöglichen, tiefer in unseren Körper vorzudringen. Wir sprechen unsere Bindegewebe an – Bänder, Gelenke, Knochen und Faszien. Das Ergebnis sind eine verbesserte Flexibilität, eine gesteigerte Durchblutung und weniger Verspannungen.

Yin Yoga ist nichts Neues. Es ist nur eine westliche Interpretation von Vorstellungen über Yoga und Meditation, die es seit Tausenden von Jahren gibt.

WARUM YIN YOGA PRAKTIZIEREN?

Yin Yoga bietet Menschen über 50 sehr viele Vorteile, von der Verbesserung der Beweglichkeit bis hin zur Senkung des Blutdrucks. Das sind die Hauptgründe, warum Sie häufig Yin Yoga praktizieren sollten.

Lindert Probleme des Bindegewebes

Wenn wir älter werden, neigen unsere Gelenke und das Bindegewebe dazu, miteinander zu verkleben. Das kann durch monotone Arbeiten, Sport oder sogar längeres Sitzen geschehen. Häufig verursacht es Schmerzen und schränkt die Beweglichkeit ein. Das sanfte Dehnen mithilfe von Yin Yoga kräftigt das Bindegewebe und lindert dadurch Schmerzen und Entzündungen. Es hilft besonders gut bei Erkrankungen wie Arthrose.

Erhöht die Flexibilität und stellt den Bewegungsumfang wieder her

Indem man beim Yin Yoga eine Position länger hält, kann man eine tiefe Entspannung des Bindegewebes bewirken, wodurch es sich dehnt. Das hilft, den Bewegungsumfang zu erhöhen, wodurch – nach vielen Jahren der Vernachlässigung – Körperhaltungen wieder möglich werden, wie sie zum Schneiden der Zehennägel oder dem Fersensitz nötig sind.

Macht die Faszien geschmeidiger

Faszien sind das Bindegewebe, das alle Organe, Blutgefäße, Knochen, Nervenfasern und Muskeln an ihrem Platz hält. Sie sind darauf ausgelegt, sich bei Bewegung zu dehnen, aber sie verhärten, wenn man gestresst ist oder die Muskeln und Gelenke längere Zeit nicht genutzt hat. Das kann schmerzhaft sein.

Indem wir Yin-Yoga-Positionen länger halten, fördern wir die Elastizität und Nachgiebigkeit unserer Faszien, die möglicherweise durch Inaktivität verloren gegangen ist. So stärken wir unsere Gelenke und erhöhen deren Bewegungsumfang. Dadurch können wir den Golfball wieder leichter aus dem Loch holen oder beim Carven auf der Skipiste die Hüften schwingen.

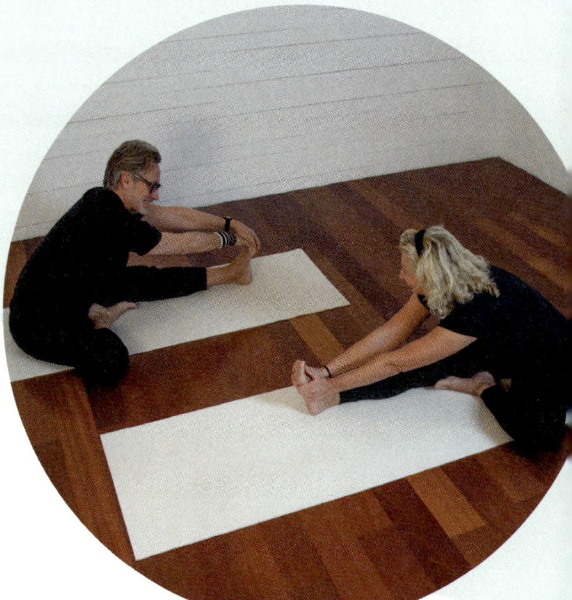

Reduziert Stress und Nervosität

Yin Yoga stimuliert das parasympathische Nervensystem, das für Ausruhen und Verdauen zuständig ist. Es verringert die Herzfrequenz, entspannt die Muskeln und senkt den Blutdruck.

Lässt Körper und Geist zur Ruhe kommen

Eine tiefe Atmung, Entspannung und das längere Halten von Yin-Yoga-Positionen sorgen für den Abbau von Alltagsstress. Yin Yoga ist eine tolle Möglichkeit, sich auf den Körper zu besinnen und die To-do-Liste zu vergessen, und hilft Ihnen so, sich auszuruhen und zu regenerieren wie noch nie.

Dient als Akupressurmassage

Die Gewebe zu dehnen und zu komprimieren, stimuliert die Meridiane. Laut der Traditionellen Chinesischen Medizin (TCM) sind Meridiane Bahnen, durch die unsere Energie oder unser »Qi« durch den Körper fließen kann. Die Stimulation der Meridiane soll laut der Theorie der TCM den Energiefluss erhöhen und die Balance in unserem Körper und Geist wiederherstellen. Viele Forschungsergebnisse zu Akupunktur und Akupressur deuten darauf hin, dass diese Praktiken dem Körper sehr guttun, wie vom US-amerikanischen National Center for Complementary and Integrative Health (NCCIH) dokumentiert.[3]

Verbessert die Gedächtnisleistung

Laut der Harvard Medical School ist Yoga förderlicher für das Gedächtnis als spezielles Gehirntraining.[4] Anscheinend wirken sich Yin Yoga und andere Yogastile positiv auf die Hirnregionen aus, die für die Informationsverarbeitung und das Gedächtnis verantwortlich sind. Da Yin Yoga Stress abbaut, trägt es auch zu einer besseren Funktion des Gehirns bei.

Sorgt für besseren Schlaf

Mit fortschreitendem Alter wird unser Schlaf leichter. Dadurch kann das Risiko für eine Depression steigen. Der Fokus auf Meditation beim Yin Yoga trägt zu einem besseren Schlaf bei, weil er den Melatoninspiegel erhöht,[5] was uns beim Schlafen hilft. Außerdem helfen uns die mit Yin Yoga verbundenen Atemübungen, uns zu entspannen – und somit besser zu schlafen.

Bringt das Sexleben in Schwung

Ja, das stimmt. Selbst bei Menschen in unserem Alter. Laut einer Studie im *Journal of Sexual Medicine*[6] verbessert Yoga – und in einem gewissen Maß Yin Yoga – sexuelle Funktionen, vor allem bei Frauen über 45. Nach zwölf Wochen Yoga verzeichneten die Studienteilnehmerinnen Verbesserungen im Hinblick auf Lust, Erregung, Lubrikation, Orgasmus und Befriedigung. Man geht davon aus, dass Yogahaltungen (Asanas) die Bauchmuskulatur kräftigen, die Verdauung unterstützen, den Beckenboden trainieren und die Stimmung heben.

Ein anderer Gedanke ist, dass Yin-Yoga-Haltungen den Nierenmeridian stimulieren (später mehr zu Meridianen), was dazu beiträgt, Blockaden zu beseitigen, die einer optimalen sexuellen Gesundheit im Weg stehen.

Es gibt auch Hinweise darauf, dass Yoga bei erektiler Dysfunktion hilft,[7] selbst wenn man gerade eine Strahlentherapie gegen Prostatakrebs erhält. Patienten, die während einer Bestrahlung zweimal pro Woche Yoga machten, verzeichneten eine deutliche Verringerung sexueller Dysfunktion sowie Verbesserungen bei Harninkontinenz und Ermüdung im Vergleich zu denjenigen, die kein Yoga machten.

Also ab auf die Matte für ein leidenschaftlicheres Leben über 50!

WAS SIE BEACHTEN SOLLTEN

Ich habe Yin Yoga erst vergleichsweise spät für mich entdeckt und sehe keine Probleme dabei. Aber es gibt ein paar Dinge, die man beachten sollte, bevor man loslegt. Natürlich ist es immer sinnvoll und wichtig, ärztlichen Rat einzuholen, bevor man mit Yoga beginnt.

Seien Sie vorsichtig, wenn Sie ...

... Osteoporose haben

Mit fortschreitendem Alter kann sich der Zustand unserer Knochen verschlechtern, was zu Osteoporose führen kann. Allein in den USA haben über zehn Millionen Menschen Osteoporose und über 44 Millionen Menschen sind wegen einer zu geringen Knochendichte gefährdet[8] oder könnten an der Krankheit leiden (in Deutschland sind rund sechs Millionen Menschen betroffen[9]). Falls Sie von Osteoporose betroffen sind, sollten Sie bei Haltungen mit einer Flexion der Wirbelsäule (Vorbeugen) vorsichtig sein. Dazu zählen Schmetterling, Drehungen in Rückenlage, Raupe, Sattel und andere. Der Standardhinweis lautet natürlich, dass Sie sich vor Beginn Ihrer Yin-Yoga-Reise ärztlich beraten lassen sollten.

Das Ausmaß der Belastung Ihres Körpers – jedes Körpers – sollte weder zu gering noch zu hoch sein. In seinem Buch *Dein Körper – dein Yoga* beschreibt Bernie Clark, vermutlich der erfolgreichste Yin-Yoga-Autor, die sogenannte »Goldlöckchen-Philosophie«. Er weist darauf hin, dass zu wenig Beanspruchung zu Atrophie, Fragilität oder Degeneration/Schwund von Muskel- oder Nervengewebe führen kann. Zu viel Beanspruchung kann wiederum zu ernsthaftem Schaden führen. Bernie Clarks Meinung nach kann jedoch das richtige Maß an Beanspruchung der Gebrechlichkeit oder Degeneration effektiv entgegenwirken.

Sie stellen fest, welche Belastung richtig für Sie ist, indem Sie »Ihre eigene Grenze finden«. Dazu später mehr.

… gerade erst eine Operation hinter sich haben

Wenn Sie gerade erst ein künstliches Knie- oder Hüftgelenk bekommen haben, müssen Sie es langsam angehen lassen. Aber Yin Yoga ist eine großartige Möglichkeit, die Flexibilität zu erhöhen, wenn es Ihnen wieder besser geht.

Vermutlich ist Yin Yoga eine hervorragende Ergänzung zu Ihrer Physiotherapie, weil es das Bindegewebe um das künstliche Gelenk herum stimuliert.

… ernsthafte gesundheitliche Probleme wie eine Herzerkrankung haben

Holen Sie auch in diesem Fall ärztlichen Rat ein. Yin Yoga ist jedoch eine ideale Möglichkeit, Ihre allgemeine Gesundheit zu verbessern, da es die Atem- und Herzfrequenz senkt, die Insulinempfindlichkeit verbessert, den Cortisolspiegel normalisiert, Stress abbaut und dadurch den Blutdruck senkt. Lassen Sie sich das nicht entgehen!

3

Eine kurze Geschichte
DES YIN YOGA

Yin Yoga ist ein neuerer Yogastil, der in den 1980er-Jahren von Menschen begründet wurde, die mit länger gehaltenen Dehnübungen experimentierten, um zu sehen, wie diese sich auf ihre Flexibilität auswirken würden. Laut den Begründern des Yin Yoga geht es auf die taoistischen Praktiken des Dehnens und der Meditation im alten China zurück.

Das erklärt, warum Yin Yoga sowohl die körperlichen Aspekte des Dehnens als auch Elemente der Traditionellen Chinesischen Medizin beinhaltet.

YIN YOGA UND DIE TRADITIONELLE CHINESISCHE MEDIZIN

Die Traditionelle Chinesische Medizin (TCM) wird seit Tausenden von Jahren in China angewandt. Von westlicher Medizin unterscheidet sie sich durch ihren ganzheitlichen Ansatz, der das gesamte mentale und physische Wohlbefinden umfasst, statt nur eine bestimmte Erkrankung oder bestimmte Beschwerden (normalerweise mit einem Medikament) zu behandeln.

Qi, die Lebenskraft und Grundlage der TCM

Laut der TCM ist Qi oder Chi (denken Sie an Qigong oder Tai-Chi) eine Lebenskraft, Energie, die durch alles fließt, auch durch unseren Körper. Laut den Anwendern der TCM leidet man sowohl mental als auch körperlich, wenn das Qi nicht im Gleichgewicht ist. Eine Möglichkeit, das Gleichgewicht wiederherzustellen und den Fluss von Qi zu fördern, ist Yin Yoga.

Die Anhänger der TCM glauben, Yin Yoga unterstütze den Energiefluss, wodurch das Qi besser zu den Organen fließen könne, was alle möglichen Beschwerden beseitigen könne, von Schmerzlinderung bis hin zu einer Verbesserung der Stimmung.

YIN UND YANG – GEGENSÄTZE, DIE SIE GANZ MACHEN

Beinahe jeder kennt das Yin-und-Yang-Symbol – die Gegensätze, die laut den Praktizierenden der TCM miteinander verbunden sind und im Gleichgewicht sein müssen, damit Qi ungehindert fließen kann und Harmonie in unserem Körper herrscht.

Yin ist die dunkle Seite

Yin ist:
weiblich
reglos
kalt
ruhig
nachdenklich

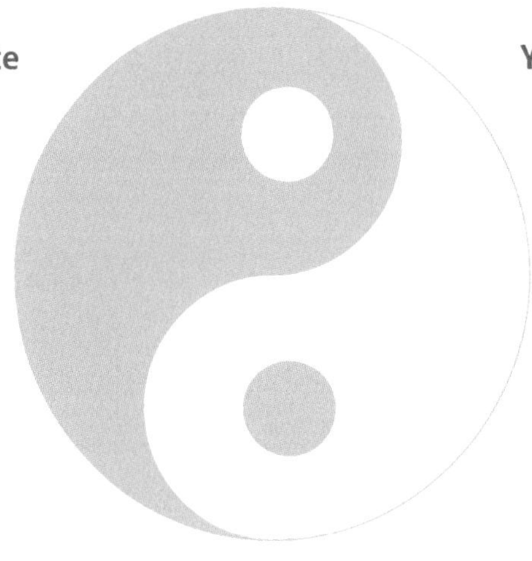

Yang ist die helle Seite

Yang ist:
männlich
aktiv
warm
beweglich

MERIDIANE – ENERGIELEITUNG DURCH DEN KÖRPER

In der TCM ist von einer Art Leitungsbahnen namens »Meridianen« die Rede, die Qi und Energie durch unseren Körper leiten und das Bindegewebe (Gelenke, Sehnen, Faszien) befeuchten. Falls diese Bahnen aus irgendeinem Grund blockiert sind, funktioniert der Körper nicht richtig. Denken Sie einmal daran, was passiert, wenn Blut nicht ungehindert fließen oder Sauerstoff nicht aufgenommen werden kann.

In der TCM gibt es zwölf Hauptmeridiane und mehrere zusätzliche Leitbahnen. Die Hauptmeridiane sind mit einem Organ verbunden. Es gibt sechs Yin- und sechs Yang-Meridiane, die einander ausgleichen.

- Die Yin-Meridiane sind Herz, Milz, Lunge, Niere, Perikard (Herzbeutel) und Leber.
- Die Yang-Meridiane sind Dünndarm, Magen, Dickdarm, Blase, Dreifach-Erwärmer und Gallenblase.

Da wir für die Balance Yin und Yang brauchen, haben die meisten dieser Meridiane einen Partner.

- Der Magenmeridian (Yang) fließt zum Milzmeridian (Yin).
- Der Gallenblasenmeridian (Yang) fließt zum Lebermeridian (Yin).
- Der Blasenmeridian (Yang) fließt zum Nierenmeridian (Yin).
- Der Herzmeridian (Yin) fließt zum Dünndarmmeridian (Yang).
- Der Perikardmeridian (Yin) fließt zum Dreifach-Erwärmer-Meridian (Yang).
- Der Lungenmeridian (Yin) fließt zum Dickdarmmeridian (Yang).

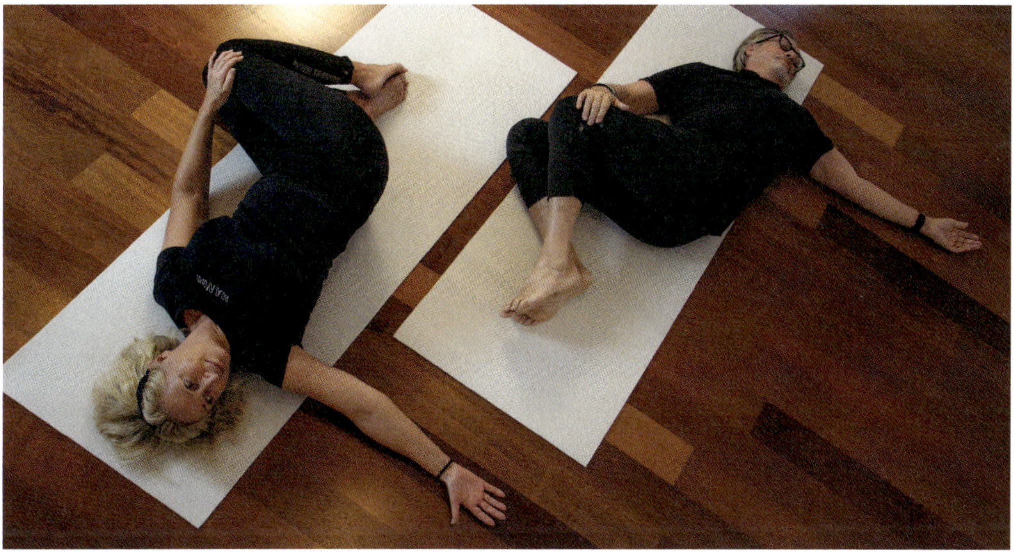

MERIDIANE UND YIN YOGA

Yin Yoga basiert darauf, Voraussetzungen zu schaffen, um die Meridiane zu öffnen und Energie fließen zu lassen. Wenn wir unser Bindegewebe anspannen oder komprimieren, wirkt sich das auch auf unsere Organe aus, wodurch mögliche Blockaden in unseren Meridianen gelöst werden können. Da sich die meisten Yin-Yoga-Haltungen auf den Unterleib auswirken, stimulieren wir hauptsächlich die Meridiane Magen/Milz, Leber/Gallenblase und Niere/Blase.

Meridian	Körperlicher Nutzen	Mentaler/emotionaler Nutzen
Niere	Herausfiltern von Abfällen aus dem Blut und Versorgung des Knochenmarks, des Ursprungs unserer roten und weißen Blutkörperchen. In der TCM schließt der Nierenmeridian die Nebenniere mit ein, die für unsere Kampf-oder-Flucht-Reaktionen verantwortlich ist und die sexuellen und reproduktiven Funktionen unterstützt.	Ein ausgeglichener Nierenmeridian hilft uns, uns sicher zu fühlen, und verleiht uns Energie, Begeisterung und Antrieb. Er gleicht auch Angst aus. Probleme im unteren Rücken gehen häufig auf eine Blockade im Nierenmeridian zurück, wodurch wir Angst empfinden, die Verspannungen verursacht.
Blase	Dieser Meridian verläuft durch die Rückseite unseres Herzens und aktiviert das parasympathische Nervensystem, was Entspannung bewirkt. Wenn er ausgeglichen ist, lindert er Druck auf den Rücken und sogar Ischialgie.	Ist dieser Meridian ausgeglichen, sind wir ruhiger, entspannter und geduldiger. Wenn er unausgeglichen ist, ist das genaue Gegenteil der Fall (wir sind ungeduldig, unentspannt, gestresst, intolerant, wütend).

Meridian	Körperlicher Nutzen	Mentaler/emotionaler Nutzen
Leber	Durch diesen Meridian werden Qi und Blut durch den Körper geleitet. Dieser Meridian reguliert den Blutdruck, trägt zur Erhaltung eines gesunden Rückens bei und lindert Bauchschmerzen.	Da dieser Meridian für die Steuerung und Planung körperlicher Funktionen verantwortlich ist, trägt er dazu bei, dass wir uns glücklich und vertrauensvoll fühlen. Das bedeutet: Wenn er unausgeglichen ist, können Wut und Aggression die Folge sein.
Gallenblase	Die Hauptfunktion dieses Meridians ist die Steuerung des Gallensäureflusses und die Unterstützung der Verdauung durch die Verarbeitung von Fetten. Er hilft auch, Giftstoffe loszuwerden. Keine Gallenblase? Kein Problem! In der TCM bestehen die Meridiane auch, wenn das Organ entfernt wurde.	Er ist auch als Meridian der Freundlichkeit, des Urteilsvermögens und der Entscheidungsfindung bekannt. Wenn er unausgeglichen ist, kann es zu Überreizung, Verbitterung und Widerwillen führen.
Milz	Dieser Meridian unterstützt die Verdauung, indem er hilft, Nahrung und Blut zu verarbeiten und nach oben zum Herzen zu transportieren. Er wärmt und wandelt diese in Qi (Energie).	Dieser Meridian fördert das Denken und die Konzentration. Wenn er unausgeglichen ist, kann es zu Sorgen, körperlichem und mentalem Stress, übermäßigem Essen (aufgrund von Stress) und chronischer Erschöpfung kommen.
Magen	Wie der Milzmeridian ist der Magenmeridian ein Verdauungsorgan, das für die Aufnahme von Nährstoffen und den Transport nach unten verantwortlich ist. Teilblockaden zu lösen, kann Bauchschmerzen, ein aufgeblähtes Gefühl und Sodbrennen lindern.	Wie zu erwarten, fühlen wir uns bei einem ausgeglichenen Magenmeridian zufrieden, glücklich und erfüllt. Das Gegenteil gilt, wenn der Meridian nicht optimal funktioniert. Wir verspüren Hunger, Gier, Unzufriedenheit und Enttäuschung.

MERIDIANE

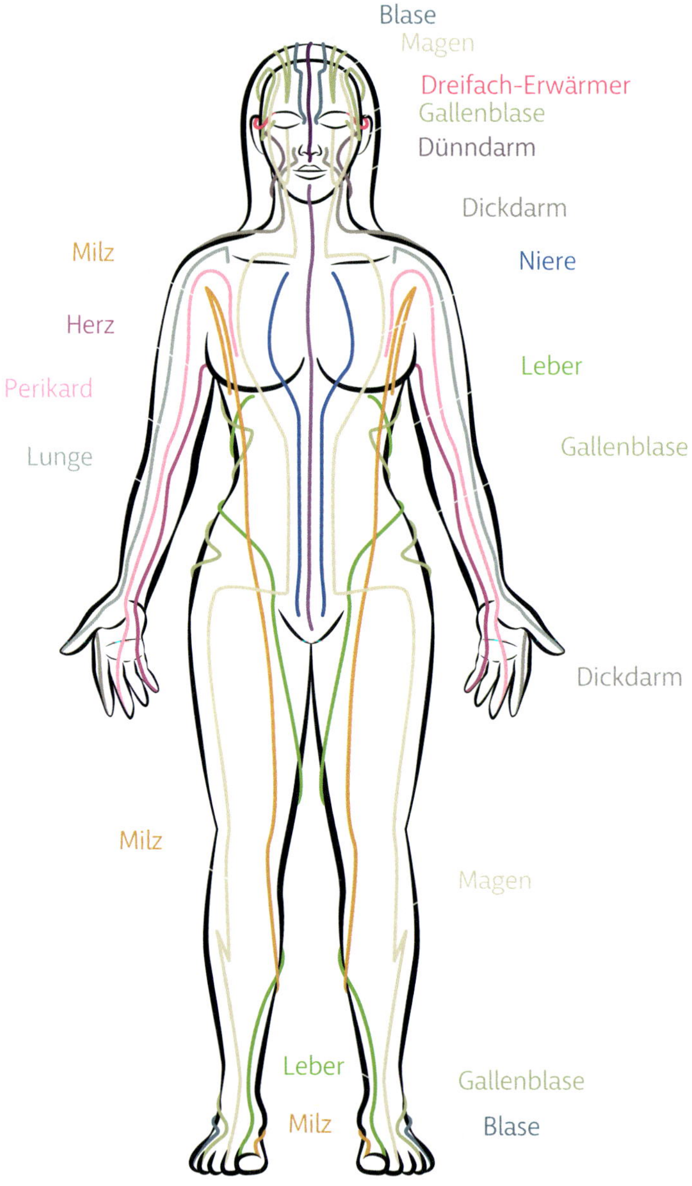

Blase
Magen
Dreifach-Erwärmer
Gallenblase
Dünndarm
Dickdarm
Milz
Niere
Herz
Leber
Perikard
Gallenblase
Lunge
Dickdarm
Milz
Magen
Leber
Gallenblase
Milz
Blase

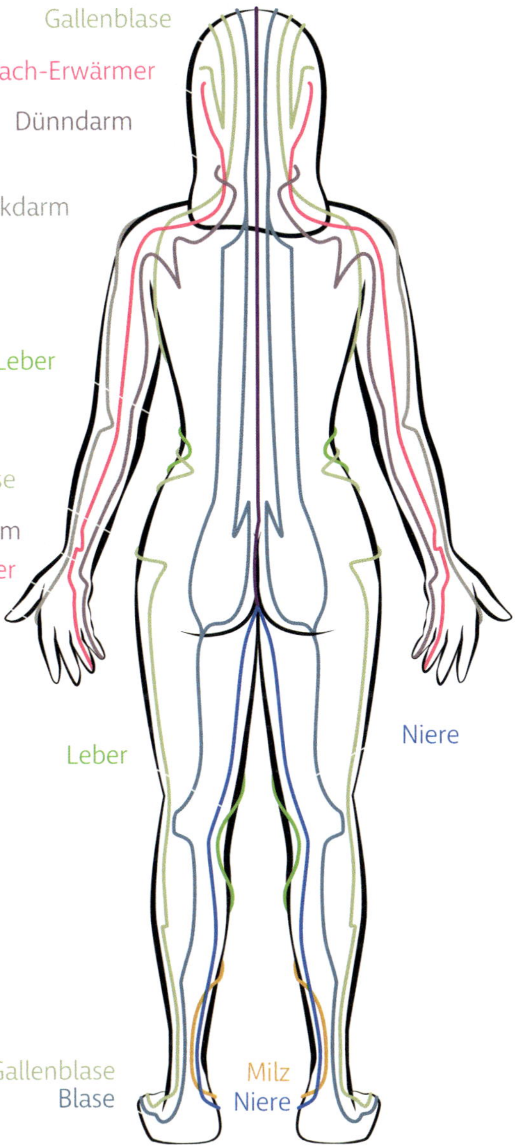

Zwei Mittellinien-meridiane

- Konzeptionsgefäß
- Lenkergefäß

Zwölf Hauptmeridiane

- Magenmeridian
- Milzmeridian
- Dünndarmmeridian
- Herzmeridian
- Blasenmeridian
- Nierenmeridian
- Perikardmeridian
- Dreifach-Erwärmer-Meridian
- Gallenblasenmeridian
- Lebermeridian
- Lungenmeridian
- Dickdarmmeridian

Weitere Meridiane: die Oberkörpermeridiane

Laut der TCM steuert der Herzmeridian die Durchblutung der anderen Organe – so wie es auch in der westlichen Medizin gilt. Wenn er stark ist, steuert er auch Ihre Emotionen. Wenn er schwach ist, steuern Ihre Emotionen Sie.

Der Dünndarmmeridian erhält die teilweise verdaute Nahrung vom Magen und verarbeitet diese noch weiter. Dieser Meridian beeinflusst unser Immunsystem, Wachstum, unseren Stoffwechsel und unsere Sexualität. Wenn er nicht ausgeglichen ist, beeinträchtigt es unser Urteilsvermögen und klares Denken.

Der Dickdarmmeridian erhält verdaute Nahrung und scheidet sie aus. Er entfernt Giftstoffe und Abfallprodukte aus unserem Körper. Man könnte sagen, er entscheidet, was bleibt und was gehen muss. So steuert er auch Emotionen und hilft uns zu erkennen, wann wir loslassen müssen. In der TCM geht es nicht darum, ob Emotionen gut oder schlecht sind – sie dienen als Rückmeldung darüber, ob im Körper Balance oder Disharmonie herrscht.

Der Lungenmeridian trägt zur Zirkulation des Atems, des Bluts und der Energie bei. Man sagt, »wo Blut hinkommt, fließt Energie«. Das lässt sich auch auf Atemübungen bei der Yin-Yoga-Praxis übertragen. Außerdem reguliert der Lungenmeridian die Körpertemperatur und schützt uns vor Erkältungen und Grippe. Er unterstützt unser Selbstwertgefühl, aber wenn er blockiert ist, können wir uns traurig, beschämt, ängstlich oder sorgenvoll fühlen.

Der Perikardmeridian wird in der westlichen Medizin nicht anerkannt, aber seine Funktion besteht darin, das Herz vor Schaden zu schützen. Er hilft, die Zirkulation durch die Blutgefäße zu regulieren, die vom Herzen ausgehen. Die Perikardenergie unterstützt liebevolle Gefühle, die mit Sex verbunden sind. Der Meridian kombiniert die rohe sexuelle Energie der Nieren mit Liebe, die das Herz ausstrahlt. Anders ausgedrückt, steuert er Freude und Lust (beziehungsweise deren Mangel, falls er blockiert ist).

Auch den Dreifach-Erwärmer-Meridian gibt es in der westlichen Medizin nicht. Er steuert unsere Kampf-, Flucht- oder Erstarrungsreaktion. Er ist der einzige Meridian, der nicht mit einem körperlichen Organ verbunden ist, aber drei Körperbereiche abdeckt: Er erstreckt sich von der Brust für die Atmung und Energieverteilung über das Zwerchfell für die Verdauung und Weiterleitung von Energie bis hin zur Oberkante des Schambeins für die Ausscheidung von Abfallprodukten. Man sagt, wenn der Dreifach-Erwärmer gefüllt sei, könnten Menschen entspannter und freundlicher werden. Die Aktivierung des Dreifach-Erwärmers kann uns aber auch in Alarmbereitschaft versetzen, wodurch Cortisol ausgeschüttet wird und Geist und Körper gestresst werden. Es kann sogar dazu führen, dass wir uns zu viel zumuten oder auch mehr essen, als wir müssten.

TCM – EINE GLAUBENSFRAGE?

Die Meridiantheorie hat ihre Wurzeln in China, Indien, Japan und Tibet. In der letzten Zeit hat jedoch die westliche Medizin unser Denken geprägt. Sie blickt auf ein Symptom und behandelt dieses Symptom. Kopfschmerzen? Nehmen Sie eine Tablette. Geschwollene Füße? Probieren Sie eine Salbe aus. Hüftschmerzen? Sie bekommen ein neues Hüftgelenk. Im Gegensatz dazu ist ein wichtiger Aspekt der traditionellen Sichtweisen auf die Medizin, dass sie alle unseren Geist und unseren Körper ganzheitlich betrachten.

Was sollen wir also glauben? Und was ist das Beste? Auch wenn viele Wissenschaftler sagen, es gebe keine Beweise für die Meridiantheorie, sind Forscher von der Seoul National University in Südkorea der Meinung, sie hätten Meridiane gefunden. Sie bezeichnen sie als »Primo-Gefäßsystem«, einen Teil des Herz-Kreislauf-Systems. Sie entdeckten, dass Meridiane nicht auf die Haut beschränkt sind, sondern ein Kanalnetz bilden, durch das Flüssigkeit fließt, und dass diese Flüssigkeit Stammzellen bildet.

AKUPRESSUR UND AKUPUNKTUR

Entlang jedes Meridians gibt es Akupressurpunkte (beziehungsweise Akupunkturpunkte, wenn man eine Nadel hineinsteckt). Studien haben gezeigt, dass Akupunktur bei einer Reihe von Beschwerden hilft. Laut der Weltgesundheitsorganisation wird Akupunktur in 103 der 129 Länder eingesetzt, die entsprechende Daten gemeldet haben.

Wie Akupunktur funktioniert, weiß man noch nicht genau. Aber es gibt Hinweise darauf, dass sie Auswirkungen auf das Nervensystem und andere körperliche Gewebe haben könnte. Akupunktur scheint besonders effektiv bei der Behandlung von Schmerzen zu sein. Im vorherigen Kapitel wurde bereits die vom US-amerikanischen National Center of Complementary and Integrative Health (NCCIH) durchgeführte Analyse von Daten aus 20 Studien mit insgesamt 6376 Teilnehmern erwähnt, die unter Schmerzen (Rückenschmerzen, Arthrose, Nackenschmerzen oder Kopfschmerzen) litten: Sie zeigte, dass die positiven Auswirkungen von Akupunktur bei allen Leiden außer Nackenschmerzen noch ein Jahr nach Ende der Behandlung anhielten.

Wenn wir Yin Yoga praktizieren, stimulieren wir diese Punkte, indem wir einen sanften Druck auf die Meridiane ausüben – Akupressur. Anders ausgedrückt, können wir die Effekte von Akupunktur bis zu einem gewissen Grad durch Yin Yoga reproduzieren.

4

Legen wir los

Sie wissen jetzt, warum Sie Yin Yoga praktizieren sollten. Sehen wir uns nun an, wie Sie vorgehen sollen. Es gibt zwei Aussagen über Yoga im Allgemeinen und Yin Yoga im Besonderen, die Sie dabei beherzigen sollten.

Es ist Ihr Körper – es ist Ihr Yoga!

Keine zwei Menschen sind gleich – vor allem nicht, wenn wir älter werden. Was eine Person kann, kann eine andere vielleicht nicht. Das Wichtige ist, dass Sie die Übungen in diesem Buch regelmäßig nutzen, um Ihr Bindegewebe zu dehnen und zu lockern und dadurch verspannte Muskeln und schmerzende Gelenke zu entspannen.

Sie nutzen nicht Ihren Körper, um in eine bestimmte Position zu kommen. Sie nutzen die Haltung, um in Ihren Körper zu kommen.

Wen interessiert's, wenn Sie nicht wie die gelenkige, flexible Person aussehen, die sich auf mehr Arten falten kann als ein Origami-Objekt? Wichtig ist, dass Sie sich in einem Zustand physischen und mentalen Bewusstseins befinden, in dem Sie merken, dass Sie sich selbst etwas Gutes tun. Sie dehnen sich und spüren den Nutzen.

Gleichzeitig schenken Sie sich Zeit für sich selbst, mentale und emotionale Ruhe, in der Sie unsere schnelle, mit Informationen überladene Welt ein paar Minuten hinter sich lassen können. Für die physischen, mentalen und emotionalen Auswirkungen lohnt es sich sehr.

DIE DREI PRINZIPIEN VON YIN YOGA

Die eigene Grenze finden

Wie wir bei der »Goldlöckchen-Philosophie« schon erwähnt haben, bedeutet die eigene Grenze zu finden, das Level einer Körperhaltung zu finden, das genau richtig für Sie ist. Zwar sollten Sie in jeder Position, in der Sie sich befinden, eine gewisse Spannung spüren, aber Sie sollten auch das Gefühl haben, sie längere Zeit halten zu können – etwa drei Minuten oder länger, wenn Sie schon eine Weile Yin Yoga praktizieren.

Die eigene Grenze verschiebt sich im Laufe der Zeit. Wenn Sie beispielsweise zu Beginn einer Übung das Bein nicht ganz auf dem Boden strecken können, können Sie es wahrscheinlich gegen Ende der Zeit, die Sie in dieser Position verweilen.

Ruhe finden

Wenn wir in einer Position ruhig verharren können, profitiert unser Körper maximal davon. Ruhig zu sein, bedeutet nicht, wie eine Statue zu erscheinen, sondern zu versuchen, sich in der Haltung zu entspannen und die Schwerkraft wirken zu lassen. Während Sie die Position halten, werden Sie merken, wie sich Verspannungen in Ihrem Körper lösen und Sie sich noch ein paar Millimeter weiter dehnen können.

Doch nicht nur der Körper profitiert. Ruhe zu finden, gibt uns die Möglichkeit, unserem Geist zuzuhören. Nutzen Sie die Zeit und die Ruhe, um sich selbst Raum zu geben. Entspannen Sie sich und ordnen Sie Ihre Gedanken – auch wenn Ihre Gewebe gerade angespannt sind. Nutzen Sie Ihre Atmung, um sich wohlzufühlen und nachzudenken. Beachten Sie auch die Ratschläge zum Thema Atmung später in diesem Buch.

Zeit finden

Es ist empfehlenswert, eine Yin-Yoga-Position drei Minuten oder länger zu halten. Auch bei physiotherapeutischen Behandlungen erhalten Sie häufig die Anweisung, eine Dehnung eine gewisse Zeit lang zu halten. Der Nutzen ist offensichtlich: Je länger Sie sie halten, desto tiefer ist die Dehnung. Je mehr Sie dehnen, desto mehr kann Ihr Bindegewebe nachgeben. Je mehr es nachgibt, desto besser fühlen Sie sich, da Ihr Körper sich wieder in Form zieht.

Denken Sie einmal an die Stunden, die Sie vor einem Bildschirm verbringen oder auf dem Sofa sitzen, während sie mehrere Folgen einer Serie direkt nacheinander schauen oder Spiele spielen – und dabei den Kopf nach vorn strecken. Das ist Ihre Chance, diesen Schaden wiedergutzumachen.

Falls drei Minuten anfangs zu lang erscheinen, ist das in Ordnung. Gehen Sie aus der Position heraus und entspannen Sie sich. Jede Dehnung, die länger als eine Minute gehalten wird, nutzt etwas.

Vergessen Sie nicht: Hören Sie auf, falls Sie Schmerzen haben! Passen Sie die Haltung an oder kommen Sie ganz aus ihr heraus und legen Sie sich einfach nur bequem hin, bis Sie das Gefühl haben, dass es Zeit für die nächste Übung ist.

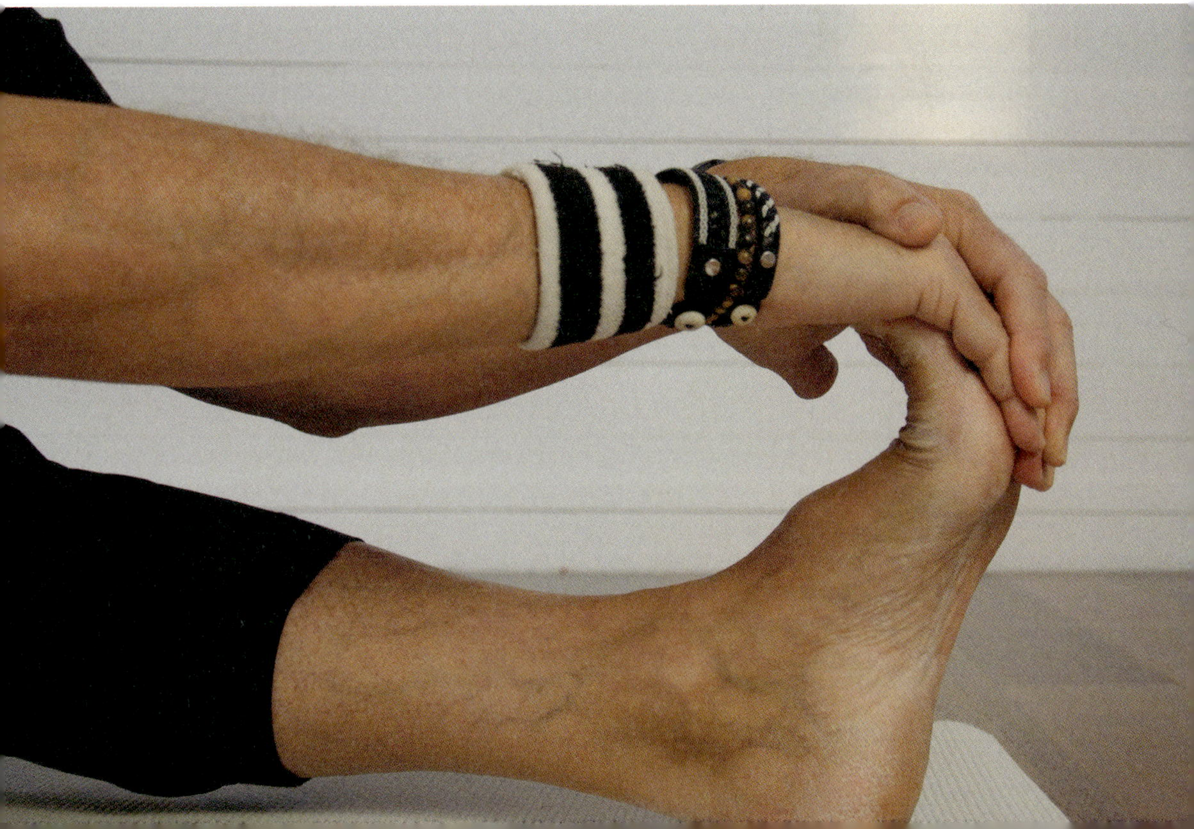

BESSER ATMEN

Atmen ist doch etwas Natürliches, oder? Aber es wird häufig unterbewusst reguliert. Wenn wir gestresst sind, atmen wir schneller und schwerer, als uns guttut. Und Stress ist wahrscheinlich die Todesursache Nummer eins in der westlichen Welt.

Wir alle kennen die Erkrankungen, die mit Stress verbunden sind, von Herzinfarkten und Schlaganfällen bis hin zu psychischen Erkrankungen, einem geschwächten Immunsystem, Diabetes und Krebs.

Eine Möglichkeit der Stresslinderung sind bessere Atemtechniken. Kontrolliertes Atmen bringt die Energie ins Gleichgewicht, verbessert die Stimmung und erhöht die Konzentration. Die folgenden vier Atemtechniken helfen Ihnen bei Ihrer Yogapraxis und tragen zur Stressreduktion bei.

Ujjayi-Atmung (Meeresrauschen-Atmung)

Stellen Sie sich vor, Sie reinigen Ihre Sonnenbrille, indem Sie die Gläser anhauchen. Sie atmen aus und machen dabei wahrscheinlich ein Geräusch. Eine andere Beschreibung ist: Sie atmen aus und machen dabei ein Geräusch, das an Meeresrauschen erinnert. Der Gedanke hinter der Ujjayi-Atmung (wie auch anderen Arten der Yogaatmung oder Pranayama) ist, viel Luft in die Lunge ein- und aus der Lunge auszuatmen, um uns zu beruhigen.

Bauchatmung

Legen Sie die rechte Hand aufs Herz und die linke auf den Bauch. Atmen Sie tief durch die Nase ein und durch den Mund aus. Der Trick ist, den Bauch so zu dehnen, dass er weiter hervorsteht als die Brust (außer das ist bereits der Fall).

Wechselatmung durch die Nase

Atmen Sie langsam ein und aus und halten Sie dann das rechte Nasenloch mit dem rechten Daumen zu. Atmen Sie tief durch das linke Nasenloch ein. Nehmen Sie nun den Daumen weg und halten Sie stattdessen das linke Nasenloch zu. Atmen Sie durch das rechte Nasenloch aus. Probieren Sie das auf jeder Seite mehrmals aus.

4 × 4-Atmung

Atmen Sie zuerst komplett aus. Zählen Sie beim nächsten Einatmen langsam bis vier, halten Sie dann für vier Sekunden den Atem an. Zählen Sie anschließend beim Ausatmen durch den Mund wieder langsam bis vier, anschließend halten Sie den Atem wieder für vier Sekunden an. Um sich noch besser zu entspannen, können Sie beim Ausatmen auch länger als bis vier zählen.

PARASYMPATHISCHES VERSUS SYMPATHISCHES NERVENSYSTEM

Das sympathische und das parasympathische Nervensystem sind die Anteile des Nervensystems, die unsere unwillkürlichen körperlichen Funktionen steuern. Das sympathische Nervensystem kontrolliert unsere Kampf-oder-Flucht-Reaktionen. Es tritt in Aktion, sobald wir uns bedroht fühlen. Dieses System sorgt auch für die Ausschüttung von Cortisol, was zu Stress führen kann.

Das parasympathische Nervensystem ist hingegen für Ausruhen und Verdauen verantwortlich. Es verlangsamt einige Reaktionen, wodurch der Körper zur Ruhe kommt, sich ausruhen, entspannen und regenerieren kann. Yin Yoga aktiviert das parasympathische Nervensystem und beruhigt dadurch unseren Körper und Geist.

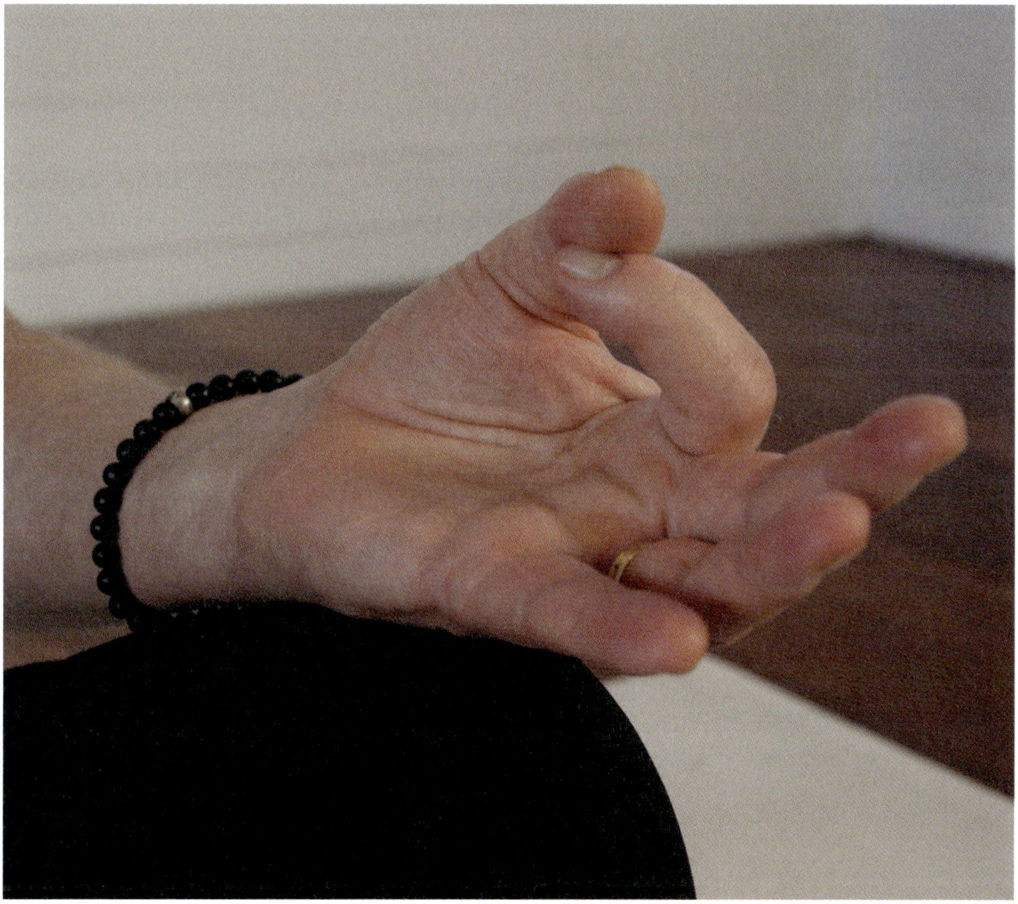

HILFSMITTEL FÜR MEHR KOMFORT UND UNTERSTÜTZUNG

In welchen Bereichen Ihres Körpers fühlen Sie sich besonders steif? Und welche Bereiche wollen Sie entspannen? Mit den richtigen Hilfsmitteln können Sie bestimmte Positionen viel bequemer einnehmen und länger halten, wodurch ihr Nutzen steigt und Ihr Körper – und Geist – stärker, flexibler und gesünder werden kann. Im Folgenden sind die wichtigsten Yin-Yoga-Hilfsmittel aufgeführt. Aber im Endeffekt können Sie mit einer oder zwei Decken überall und jederzeit Yoga praktizieren.

Matte: Eine spezielle Yogamatte sorgt für mehr Komfort und dient als Polster zwischen Ihnen und dem Boden. Ich empfehle eine etwas dickere Matte, die mehr Unterstützung für empfindliche Bereiche wie die Knie, Ellenbogen oder Füße bietet.

Blöcke: Sie dienen in verschiedenen Positionen als Stütze. Beispielsweise können Sie Ihre Hände und Arme darauf abstützen, sich daraufsetzen, damit Ihren Körper anheben oder sie zwischen den Beinen platzieren, um diese zusammenzuhalten. Ich halte Blöcke für eine tolle Möglichkeit, dafür zu sorgen, dass bestimmte Positionen zu meinem Körper passen und ich diese dadurch länger halten kann.

Decken: Eine dicke Decke kann während der Yogapraxis als Stütze dienen und Ihnen Komfort bieten. Legen Sie Ihren Kopf oder Ihre Füße darauf ab – oder machen Sie es für alle Bereiche dazwischen bequemer. In der Entspannungsphase vor und nach Ihrer Yogaeinheit können Sie sich mit der Decke auch zudecken, damit es Ihnen angenehm warm ist.

Bolster: Diese großen bequemen Kissen sind eine perfekte Unterstützung für Ihre Gelenke, wenn Sie sich daraufsetzen oder -legen. Bolster sorgen für mehr Komfort, damit Sie länger in einer Position bleiben können.

Gurte: Mit Gurten können Sie Ihre Füße näher an den Körper ziehen oder den Oberkörper nach unten ziehen, um den Kopf näher an die Knie heranzubringen. Man könnte eine komplette Sequenz mit Gurten zusammenstellen.

Bedenken Sie, dass der Zweck von Yin Yoga darin besteht, Ihnen bei der Entspannung zu helfen. Auch wenn Sie beim Yoga jede Art von Kleidung tragen können, ist locker sitzende Kleidung wahrscheinlich bequemer, und eine zusätzliche Kleidungsschicht oder Decke hält Sie angenehm warm.

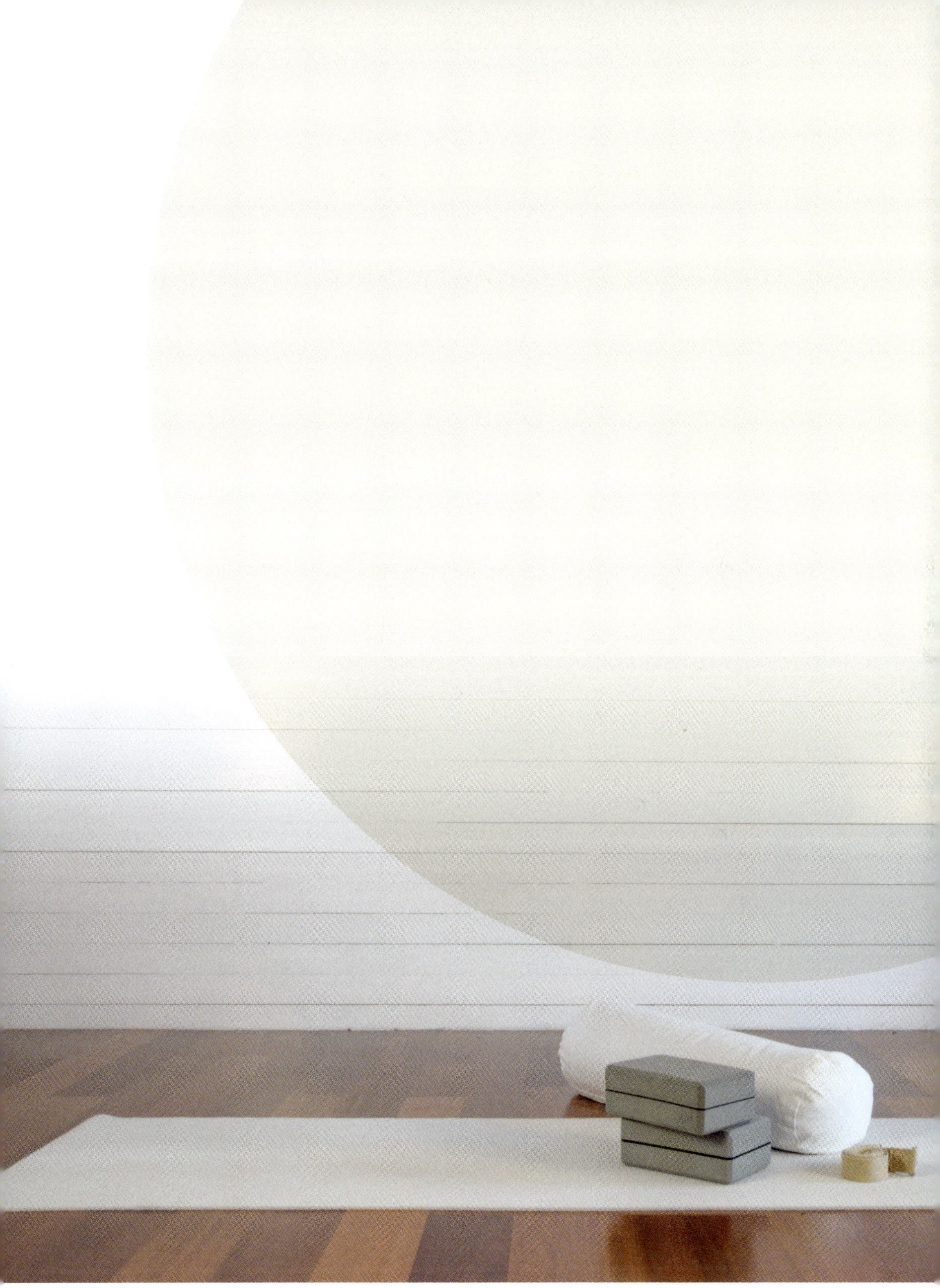

5

Haltungen einnehmen

YIN-YOGA-ASANAS, DIE PERFEKT FÜR MENSCHEN ÜBER 50 SIND

Manche Yin-Yoga-Haltungen (Asanas) sind einfacher als andere, aber alle bieten einen Nutzen für Ihre Gesundheit und Ihr allgemeines Wohlbefinden. Im folgenden Abschnitt lernen Sie die wichtigsten Haltungen aus dem Yin Yoga kennen und finden Tipps, wie Sie sie am besten einnehmen, wie Sie sie bei Bedarf vereinfachen können und welche Ausgleichshaltung Sie danach jeweils einnehmen sollten.

WANN UND WIE PRAKTIZIEREN?

Man kann sich jederzeit auf den Boden begeben und dehnen. Aber besonders gut ist Yoga früh am Morgen, wenn die Muskeln noch nicht richtig aufgewacht (und wahrscheinlich noch steif) sind, oder vor dem Zubettgehen, weil es entspannt und das Nervensystem beruhigt und man dadurch länger, tiefer und erholsamer schläft.

Ich empfehle, während der Haltungen die Augen zu schließen, weil man dadurch ein wenig ausblenden kann, was um einen herum geschieht, und sich auf seinen Körper konzentrieren kann. Aber es ist Ihnen selbst überlassen, ob Sie Ihre Augen offen lassen oder nicht.

DAS BEWUSSTSEIN ZURÜCKBRINGEN

Yin-Yoga-Positionen werden für eine relativ lange Zeit gehalten. Wenn Sie mit den Gedanken abschweifen, sollten Sie daher versuchen, sich wieder auf Ihren Körper und Ihre Empfindungen zu konzentrieren. Falls Sie sich in einem bestimmten Bereich – beispielsweise der linken Hüfte – steif fühlen, konzentrieren Sie sich darauf, Ihren Atem auf diese Stelle zu richten. So können Sie Energie dorthin leiten, was zur Entspannung des gesamten Körpers beiträgt.

Falls Ihnen das Konzentrieren schwerfällt, keine Sorge. Lassen Sie die Gedanken in Ihren Kopf gleiten und dann weiterziehen. Versuchen Sie, sich auf Ihre Atmung zu fokussieren.

Vergessen Sie nicht: Dorthin, worauf die Konzentration gerichtet ist, fließt Energie.

ZU JEDER HALTUNG GIBT ES EINE AUSGLEICHSHALTUNG

Machen Sie nach jeder Haltung bis zu eine Minute lang Pause, damit Ihr Körper auf die Belastung und Dehnung, der Sie ihn ausgesetzt haben, reagieren kann. Anschließend ist eine Ausgleichshaltung sinnvoll – das heißt, den Körper in die entgegengesetzte Richtung zu dehnen. Ausgleichshaltungen bringen Ihren Körper in seinen natürlichen Zustand zurück, sodass Sie Spannungen nicht von einer Dehnung zur nächsten mitnehmen.

Die Folge? Ein stärkerer und geschmeidigerer Körper.

MUSIK – DIE NAHRUNG DER LIEBE UND DAS PERFEKTE YOGABERUHIGUNGSMITTEL

Das Einnehmen von Yin-Yoga-Haltungen allein ist ein großartiger Schritt hin zu einem gesunden Leben mit einer besseren körperlichen Verfassung und weniger Stress. Mit zurückhaltender, langsamer und entspannender Musik können Sie Ihre Praxis bereichern und sich noch besser lockern, entspannen und loslassen. Auf allen bekannten Streamingplattformen sind viele geeignete Musik-Playlists zu finden.

Legen wir los!

Fußgelenkdehnung

NUTZEN

Diese schwierige Übung dehnt die Muskeln, Bänder und Sehnen in Ihren Fußgelenken, wodurch die Beine stark und flexibel bleiben. Sie verbessert Ihre Flexibilität und Ihren Bewegungsumfang, was beim Halten des Gleichgewichts hilft. Außerdem fördert sie die Durchblutung des gesamten Fußes einschließlich der Zehen, schützt die Fußgelenke und beugt Verletzungen vor.

Laufen oder walken Sie viel? Die Fußgelenkdehnung hilft, die Muskeln in einer guten Verfassung zu erhalten und Verletzungen vorzubeugen, wodurch Sie noch viele Jahre laufen (oder walken) können.

DURCHFÜHRUNG

- Setzen Sie sich auf die Fersen, lehnen Sie sich nach hinten und versuchen Sie, die Knie vom Boden zu heben. Heben Sie die Knie so weit an, wie es angenehm für Sie ist.
- Verweilen Sie etwa eine Minute in der Haltung. Falls möglich, auch länger.

Hinweis: Diese Haltung kann die Fußgelenke und Knie stark belasten. Falls Sie Schmerzen haben, gehen Sie aus dieser Haltung heraus und nehmen Sie stattdessen die Kindhaltung ein, die die Fußgelenke ebenfalls sanft dehnt.

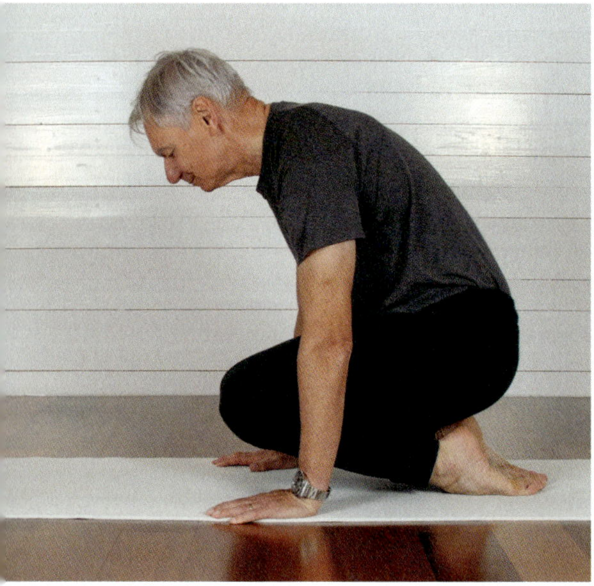

Tipp

Es kommt auf Millimeter an. Diese Haltung kann unangenehm sein. Versuchen Sie daher anfangs, sie eine Minute lang zu halten. Wie bei allen Positionen fügen Sie mit jedem Dehnen wichtige Millimeter zu Ihrem Gesamtbewegungsumfang hinzu.

VEREINFACHUNG

Legen Sie eine Decke in die Kniekehlen. Das macht die Haltung bequemer. Sie können die Knie auch auf einem Bolster ablegen.

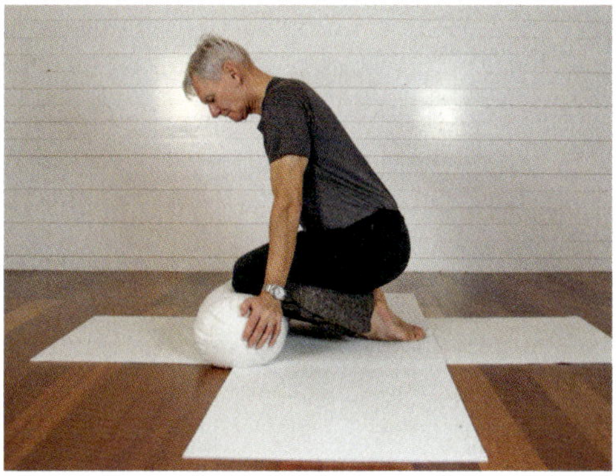

AUSGLEICHSHALTUNG

Liegestütz oder Unterarmstütz, denn bei beiden Übungen werden die Füße in die entgegengesetzte Richtung gebeugt.

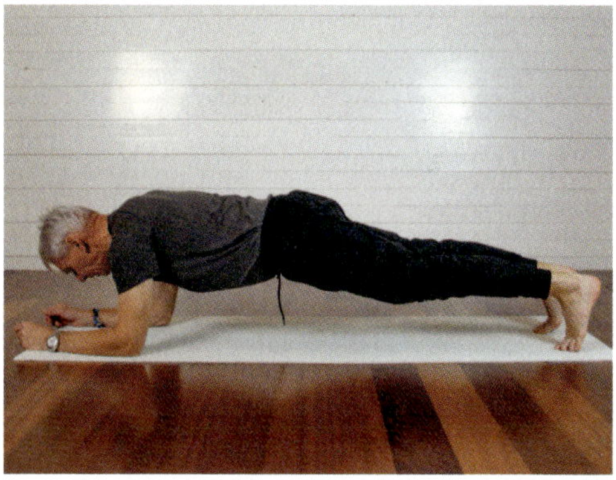

AUS DER HALTUNG HERAUSKOMMEN

Lehnen Sie sich nach vorn und führen Sie die Hände vor die Knie. Zur Entspannung können Sie ein bisschen im Vierfüßlerstand verweilen.

Was der Physiotherapeut sagt: Diese Haltung stimuliert die Großzehe und fördert das Gleichgewicht, was zu einem guten Gangbild beiträgt. Das unterstützt Sie dabei, länger mobil zu bleiben.

Meridiane

Diese Übung stimuliert alle unteren Meridiane, da diese alle durch die Füße fließen.

Bananasana

NUTZEN

Bananasana (Banane) ist für Menschen über 50 großartig, weil sie die Schultern, Arme, Brust, den Core (Rumpfmuskulatur) und den unteren Rücken dehnt.

Bei dieser Übung wird auch der *Tractus iliotibialis* (eine Sehnenplatte an der Oberschenkelaußenseite) angespannt, was zu einer Entlastung der Kniegelenke führt. Eine Verkürzung des *Tractus iliotibialis* führt häufig zum sogenannten »Läuferknie« und vielen anderen Knieproblemen.

Bananasana hilft auch beim Atmen, indem die Zwischenrippenmuskeln im Brustkorb gedehnt werden.

DURCHFÜHRUNG

- Legen Sie sich in Savasana (Totenstellung). Die Hände liegen neben dem Körper. Schieben Sie das Gesäß zur linken Seite der Matte, um die linke Körperseite zu dehnen.
- Bringen Sie die Hände über den Kopf und machen Sie sich ganz lang.
- Führen Sie die Füße geschlossen nach rechts. Alternativ können Sie den linken Fuß über den rechten Fuß legen.
- Umfassen Sie mit der rechten Hand das linke Handgelenk und ziehen Sie sanft daran.
- Versuchen Sie, entspannt zu bleiben und den unteren Rücken nicht zu sehr zu beanspruchen.

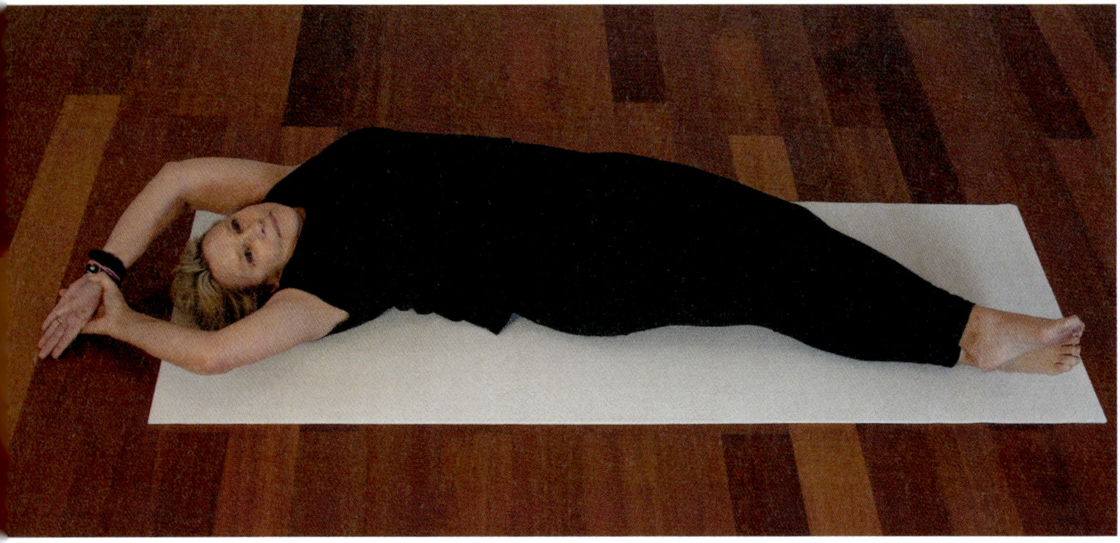

- Führen Sie die Arme vorsichtig und langsam wieder neben den Körper, wenn Sie aus der Haltung herauskommen.
- Schieben Sie das Gesäß zur rechten Seite der Matte, um die rechte Seite zu dehnen, und wiederholen Sie die Anweisungen auf der Gegenseite.

Was der Physiotherapeut sagt: Starke Schmerzen an der Seite des Rückens sind eine Folge von Verspannungen auf einer oder beiden Seiten. Diese Übung trägt zu einer Besserung der Verspannungen und einer Linderung der Rückenschmerzen bei.

VEREINFACHUNG

Falls Sie Schulterprobleme haben, können Sie die Arme einfach neben dem Körper liegen lassen. Außerdem müssen Sie die Füße nicht überkreuzen.

Tipp

Wie sagt man beim Yin Yoga so schön? Wenn Sie es spüren, tun Sie es. Sie merken, wenn Sie Ihrem Körper etwas Gutes tun. Vielleicht können Sie den Dehnungsgrad noch etwas anpassen, wenn Sie die Position eine Weile lang gehalten haben?

AUS DER HALTUNG HERAUSKOMMEN

Bringen Sie die Arme wieder neben den Körper und legen Sie die Füße nebeneinander, falls Sie sie überkreuzt haben. Entspannen Sie dann in Savasana.

AUSGLEICHSHALTUNG

Als wunderbare Ausgleichshaltung ziehen Sie die Knie zur Brust und umfassen sie. Kopf und Schultern bleiben dabei auf der Matte, um sie nicht zu belasten.

Schaukeln Sie entweder sanft von einer Seite zur anderen, um den Rücken zu massieren, oder strecken Sie abwechselnd ein Bein und ziehen Sie gleichzeitig das jeweils andere Bein nah an den Körper.

Meridiane

Stimuliert den Leber- und Gallenblasenmeridian, was die Verdauung fördert.

Brücke mit Unterstützung

NUTZEN

Die Brücke hält sowohl die Wirbelsäule als auch den Rücken fit. Sie hilft, Schmerzen in den Hüften zu lindern, und dehnt die Arme und Schultern. Zudem kräftigt sie die Bauchmuskulatur.

Da die Brücke den Blutstrom zum Herzen reguliert, ist sie gut für den Blutdruck und trägt zu einer Verbesserung der Verdauung bei.

DURCHFÜHRUNG

- Beugen Sie in Rückenlage die Knie und stellen Sie die Füße flach auf den Boden.
- Legen Sie die Arme neben den Körper, sodass die Handflächen nach unten zeigen. Wandern Sie nun mit den Füßen weiter zu den Fingern. Heben Sie die Hüfte an und schieben Sie einen Block unter Ihr Gesäß. Der Block sollte sich unter dem Becken befinden, nicht unter dem unteren Rücken.
- Strecken Sie langsam die Beine aus, sodass Sie die Spannung spüren, die der Block erzeugt. Um die Dehnung zu vertiefen, können Sie die Arme über den Kopf strecken.

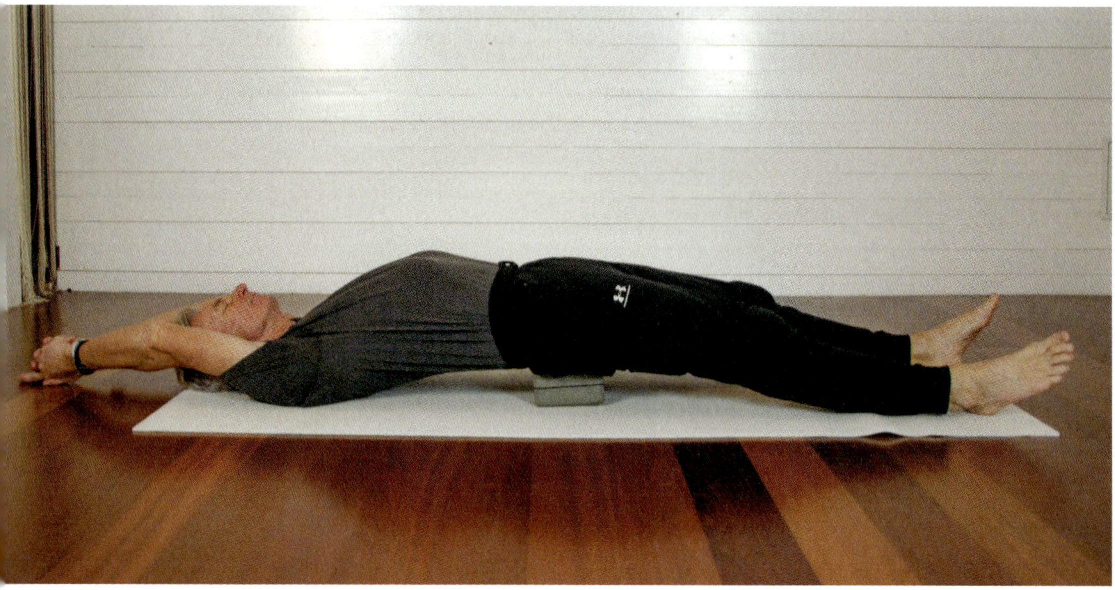

NOCH MEHR GEFÄLLIG?

Sobald Sie Ihre Grenze gefunden haben, möchten Sie die Spannung vielleicht erhöhen. Schieben Sie dazu einfach einen zweiten Block unter den ersten. Legen Sie die Blöcke flach hin, damit diese nicht umfallen können, während Sie sich in dieser Position befinden.

Tipp

Schließen Sie die Augen und atmen Sie langsam und tief, um sich tiefer in diese oder eine andere Yin-Yoga-Haltung sinken zu lassen.

AUS DER HALTUNG HERAUSKOMMEN

Führen Sie die Arme wieder neben den Körper, falls Sie sie über den Kopf gehoben haben. Beugen Sie die Knie und drücken Sie sich mit den Füßen hoch, um das Gesäß vom Block zu heben. Schieben Sie den Block weg und lassen Sie sich auf den Boden sinken. Entspannen Sie sich.

Was der Physiotherapeut sagt: Diese Übung dehnt die Brustmuskulatur und hilft, Verspannungen in Schultern und Rücken zu lösen. Sie hilft uns auch, besser zu atmen.

AUSGLEICHSHALTUNG

Ziehen Sie die Knie zur Brust und umfassen Sie sie. Kopf und Schultern bleiben dabei auf der Matte. Sie können sanft von einer Seite zur anderen schaukeln, um den Rücken zu massieren.

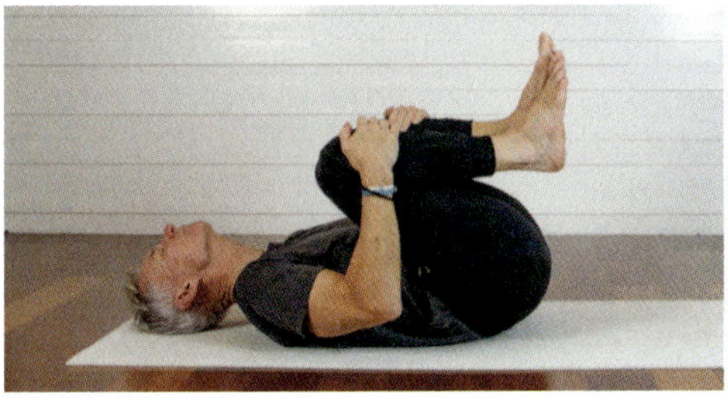

Meridiane

Die Brücke stimuliert mehrere Meridiane, darunter den Nieren- und Blasen-, den Milz- und Magen- sowie den Herzmeridian.

Schmetterling | LIEGENDER SCHMETTERLING

NUTZEN

Der Schmetterling dehnt die Hüften, Kniegelenke, das Becken, die Schultern und den Nacken. Außerdem wird der untere Rücken gedehnt, selbst wenn die rückseitige Oberschenkelmuskulatur verspannt ist.

Was der Physiotherapeut sagt: Verspannungen im Bereich der Hüfte sind vor allem bei Männern nicht selten. Diese Haltung löst Verspannungen in der Gesäßmuskulatur und der Hüfte.

DURCHFÜHRUNG DES SCHMETTERLINGS

- Bringen Sie die Fußsohlen zusammen und lassen Sie die Knie auf beiden Seiten zum Boden sinken. Drücken Sie die Knie nicht gewaltsam nach unten, finden Sie einfach Ihre Grenze. Neigen Sie den Rücken nach vorn und versuchen Sie, sich zu entspannen.
- Neigen Sie zu einem Bandscheibenvorfall? Dann lassen Sie den Rücken gerade und gehen Sie nicht in den Rundrücken, während Sie sich nach vorn beugen.

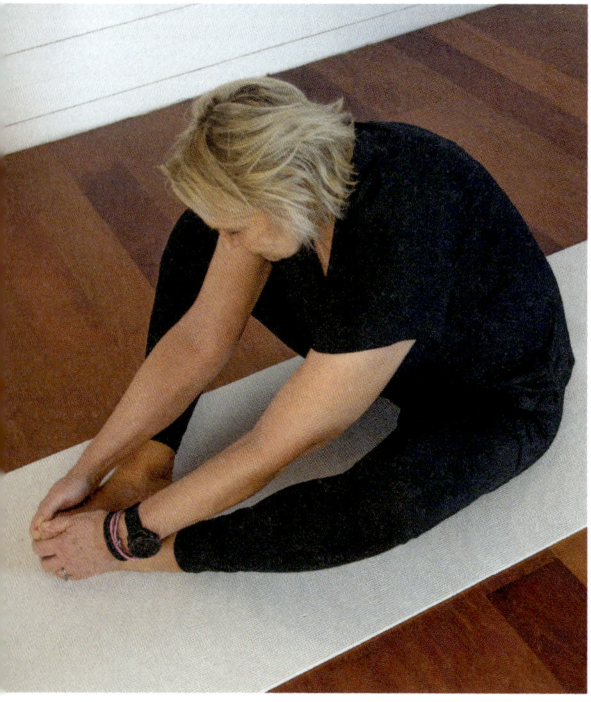

Tipp

Falls Sie in dieser Haltung Probleme in der Leistenregion bekommen, strecken Sie einfach die Arme und Beine aus, um sich so lang wie möglich zu machen.

DURCHFÜHRUNG DES LIEGENDEN SCHMETTERLINGS

- Beugen Sie im Liegen die Knie, sodass die Füße flach auf dem Boden stehen. Legen Sie die Fußsohlen aneinander und senken Sie die Knie sanft Richtung Boden ab. Finden Sie Ihre Grenze.
- Versuchen Sie, die Arme über dem Kopf auf dem Boden abzulegen, um die Schultern sowie oberen und unteren Rücken zu dehnen.

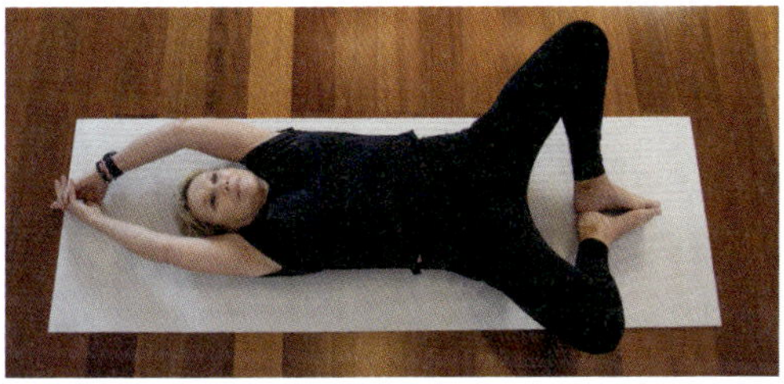

VEREINFACHUNG

Setzen Sie sich auf einen Block, ein Kissen oder eine Decke. Wenn die Knochen gestützt werden, entspannen sich die Muskeln.

AUS DER HALTUNG HERAUSKOMMEN

Strecken Sie im sitzenden Schmetterling den Rücken, bis Sie aufrecht sind. Falls nötig, drücken Sie mit den Händen sanft die Knie zusammen. Legen Sie sich entspannt auf den Rücken. Führen Sie im liegenden Schmetterling zuerst die Arme neben den Körper.

AUSGLEICHSHALTUNG

Tipi: Stellen Sie die Füße am Rand der Matte flach auf den Boden. Die Knie zeigen nach oben. Drücken Sie nun die Knie zusammen.

Scheibenwischer: Lassen Sie die Beine aus der Tipi-Position langsam so weit wie möglich zu einer Seite der Matte sinken. Führen Sie sie dann wieder nach oben und lassen Sie sie zur anderen Seite sinken. Wiederholen Sie das beliebig oft.

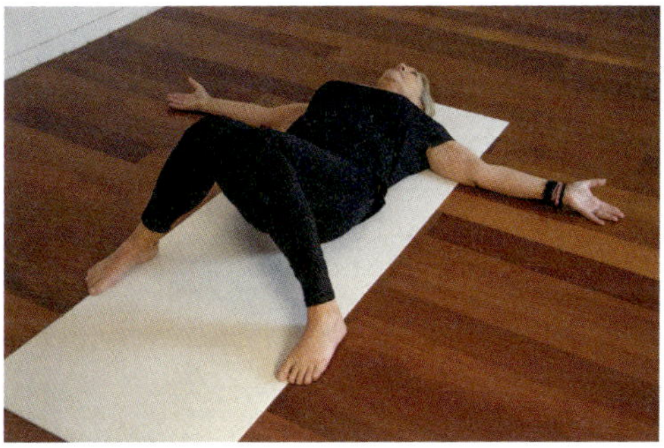

Meridiane

Der Schmetterling stimuliert den Gallenblasen-, Nieren-, Leber- und Blasenmeridian.

Katzenschwanz

NUTZEN

Mit dieser Übung lassen sich wunderbar Füße, Fußgelenke, Knie, Oberschenkelmuskulatur, unterer Rücken, Wirbelsäule und schräge Bauchmuskulatur stimulieren.

Was der Physiotherapeut sagt: Diese Haltung entlastet den Rücken, weil sie die Hüftbeuger und die umgebenden Muskeln dehnt.

DURCHFÜHRUNG

- Sie liegen auf der linken Seite am Rand der Matte. Die Knie sind 90 Grad gebeugt.
- Stützen Sie den Kopf mit der Handfläche oder der Seite Ihres Arms ab.
- Bringen Sie das rechte Bein nach vorn und zur Seite über das linke Bein. Umfassen Sie nun den unteren (linken) Fuß und ziehen Sie ihn zum Gesäß.
- Wiederholen Sie die Sequenz auf der anderen Seite.

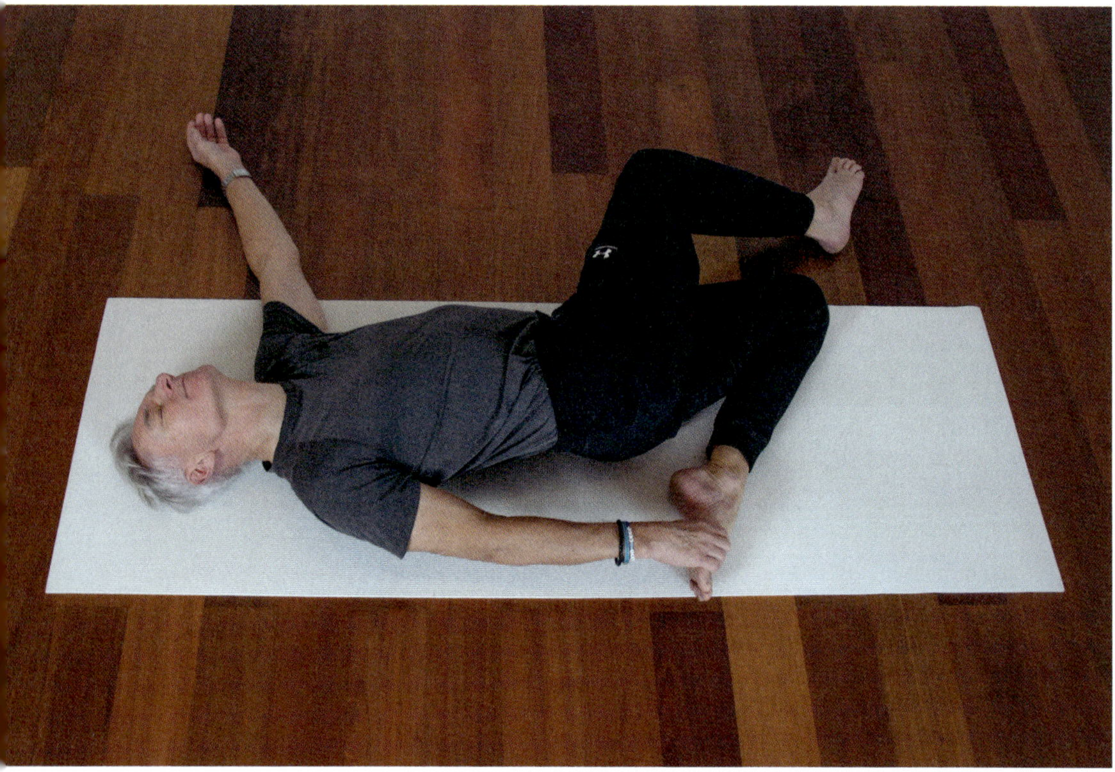

VEREINFACHUNG

Falls es zu stark spannt, wenn Sie am unteren Bein ziehen, lassen Sie es einfach liegen und genießen Sie die Beugung am seitlichen Rumpf.

AUS DER HALTUNG HERAUSKOMMEN

Lassen Sie einfach das Fußgelenk los und führen Sie das rechte Bein zurück. Entspannen Sie sich nun im Liegen.

Tipp

Akzeptieren Sie Ihren Körper so, wie er ist. Versuchen Sie, die Muskeln zu entspannen, indem Sie alle ablenkenden Gedanken loslassen. Schließen Sie die Augen und besinnen Sie sich auf Ihr Inneres.

AUSGLEICHSHALTUNG

Nehmen Sie die Kindhaltung ein (Seite 52/53) oder ziehen Sie die Knie zur Brust und umfassen Sie sie.

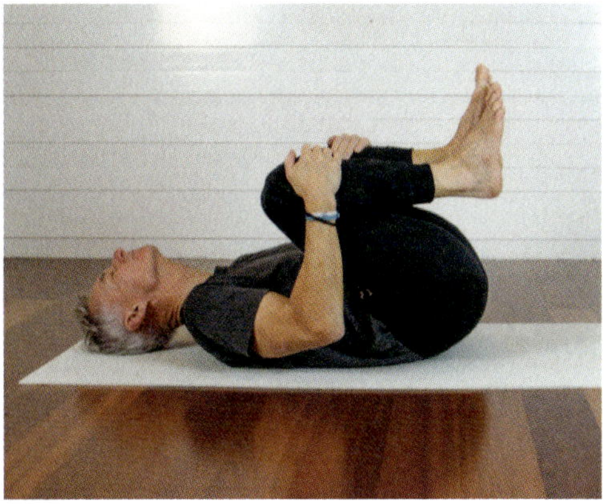

Meridiane

Stimuliert den Magen- und Milz-, den Blasen- und den Nierenmeridian.

Raupe | STEHENDE VORBEUGE

NUTZEN

Die Raupe und die stehende Vorbeuge dehnen und komprimieren die Sehnen und Gewebe im Wirbelsäulen- und Bauchbereich. Zudem sind sie großartige Dehnübungen für die rückseitige Oberschenkelmuskulatur.

Was der Physiotherapeut sagt: In diesen Positionen wird die Oberschenkelrückseite gedehnt, was den unteren Rücken entlastet und häufig Schmerzen lindert.

DURCHFÜHRUNG DER RAUPE

Setzen Sie sich auf einen Block oder ein Kissen. Bringen Sie beide Beine nach vorn und strecken Sie sie so weit wie möglich. Beugen Sie sich nun mit gerundetem Rücken nach vorn. Sie können Ihre Finger an den Oberschenkeln, Knien und Schienbeinen entlanggleiten lassen, um Ihre Grenze zu finden.

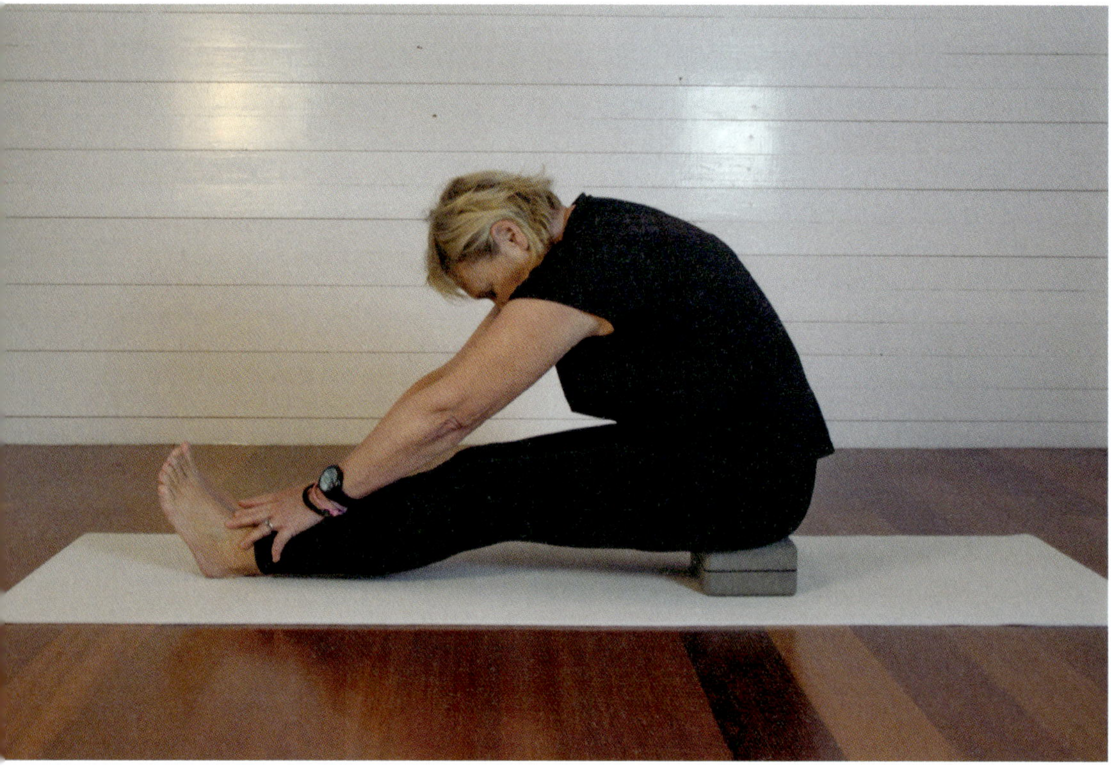

DURCHFÜHRUNG DER STEHENDEN VORBEUGE

Beugen Sie sich im Stehen nach vorn und lassen Sie die Hände an den Beinvorderseiten nach unten entlanggleiten, bis Sie Ihre Grenze spüren.

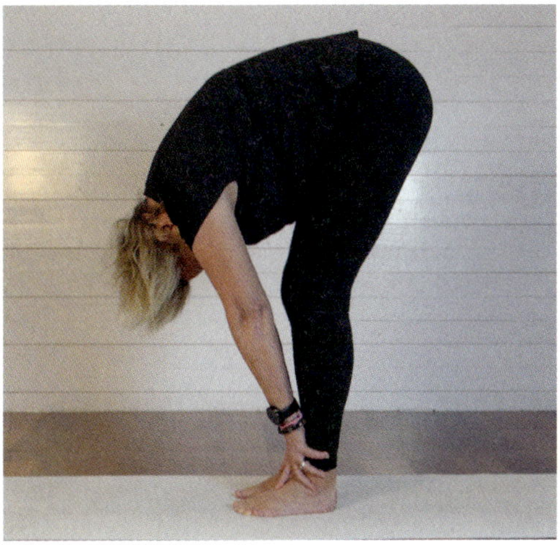

Tipp

Lassen Sie die Schwerkraft wirken. Sie werden feststellen, dass Ihre Knie in der Raupe im Laufe der Zeit näher zum Boden kommen. Und je häufiger Sie sie durchführen, desto flexibler werden Sie natürlich.

VEREINFACHUNG

Vielleicht fällt es Ihnen schwer, die Beine ganz zu strecken. Setzen Sie sich in der Raupe auf ein Kissen oder einen Block und machen Sie die Beine so gerade wie möglich. Aufrechtes Sitzen statt Vorbeugen ist vielleicht einfacher.

AUS DER HALTUNG HERAUSKOMMEN

Drücken Sie sich aus der Raupe mit den Händen langsam wieder nach oben in eine sitzende Position. Begeben Sie sich aus der stehenden Vorbeuge wieder in den aufrechten Stand.

AUSGLEICHSHALTUNG

Lehnen Sie sich nach hinten und stützen Sie sich auf die Ellenbogen. Halten Sie die Füße geschlossen und bewegen Sie sie von einer Seite zur anderen, um Verspannungen in der Wirbelsäule oder im Bauch zu lösen.

Meridiane

Stimuliert den Blasenmeridian.

Kindhaltung

NUTZEN

Diese Position ist eine klassische Ausgleichshaltung für viele andere Übungen, eignet sich aber auch wunderbar für jeden Tag. Sie dehnt sanft die Wirbelsäule, Oberschenkel, Hüften und Fußgelenke und trägt zu einer Linderung von Rücken- und Nackenschmerzen bei. Außerdem beruhigt und entspannt sie, weil sie die Durchblutung des Kopfs fördert.

Was der Physiotherapeut sagt: Wenn die Rückenmuskulatur verspannt ist, kann sie leicht ermüden und schwächer werden, was zu Problemen führt. Die Kindhaltung ist eine großartige Möglichkeit, den gesamten Körper zu entspannen, was solche Schäden möglicherweise verhindert.

DURCHFÜHRUNG

- Führen Sie im Vierfüßlerstand die Zehen zusammen und lassen Sie die Knie hüftbreit auseinander. Schieben Sie nun den Oberkörper nach hinten, bis sich das Gesäß zwischen den Füßen befindet – oder so weit nach hinten, bis Sie Ihre Grenze erreicht haben.
- Strecken Sie die Arme nach vorn und legen Sie den Kopf auf der Matte oder auf einer Decke (auf der Matte) ab.

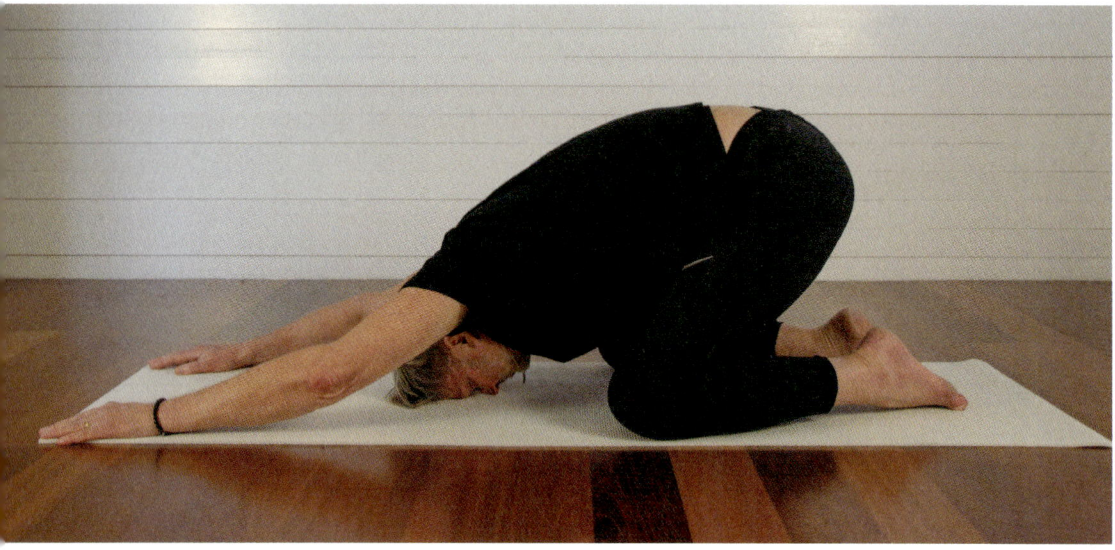

VEREINFACHUNG

Vielleicht möchten Sie die Beine weiter auseinanderstellen? Falls es bequemer ist, können Sie auch die Arme neben dem Körper ablegen.

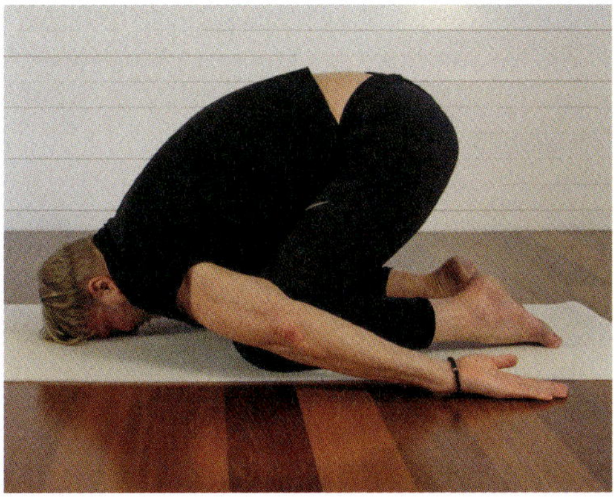

AUS DER HALTUNG HERAUSKOMMEN

Drücken Sie sich mit dem Gesäß und den Armen wieder hoch in den Vierfüßlerstand.

AUSGLEICHSHALTUNG

Die Kindhaltung wird häufig selbst als Ausgleichshaltung eingesetzt. Wenn Sie diese Position einige Minuten lang gehalten haben, können Sie im Vierfüßlerstand nach vorn und hinten schaukeln, um sich zu lockern.

Tipp

Versuchen Sie nicht, Ihren Körper zu nutzen, um in diese Haltung zu kommen – nutzen Sie die Haltung, um in Ihren Körper zu kommen. Achten Sie nicht darauf, wie andere Menschen aussehen, sondern konzentrieren Sie sich nur darauf, dass Sie sich etwas Gutes tun.

Meridiane

Stimuliert den Nieren-, Blasen- und Milzmeridian. Sind die Knie weit geöffnet, spricht die Haltung den Lebermeridian an.

Reh

NUTZEN

Das Reh ist eine sanfte Haltung, die bei der Außen- und Innenrotation der Hüften hilft. Außerdem wird dabei der Oberkörper sanft gedreht. Diese Haltung spricht die Muskulatur des unteren Rückens, die Gesäßmuskeln, die Knie, die Oberschenkelmuskulatur und sogar den Nacken an. Außerdem soll sie helfen, Rückenprobleme wie eine Ischialgie und das Piriformis-Syndrom (Kompression des Ischiasnervs an einer bestimmten Stelle) zu lindern.

Was der Physiotherapeut sagt: Der Theorie nach soll die Hüftrotation in Haltungen wie dem Reh die Faszien stimulieren, was die Flexibilität unterstützt.

DURCHFÜHRUNG

- Beginnen Sie entweder im Schmetterling oder strecken Sie die Beine nach vorn.
- Beugen Sie das rechte Knie und versuchen Sie, es vor sich flach auf dem Boden abzulegen.
- Beugen Sie nun das linke Knie und ziehen Sie leicht daran, sodass sich beide Knie in derselben Stellung befinden. Versuchen Sie, die Sitzbeinhöcker auf dem Boden zu lassen.

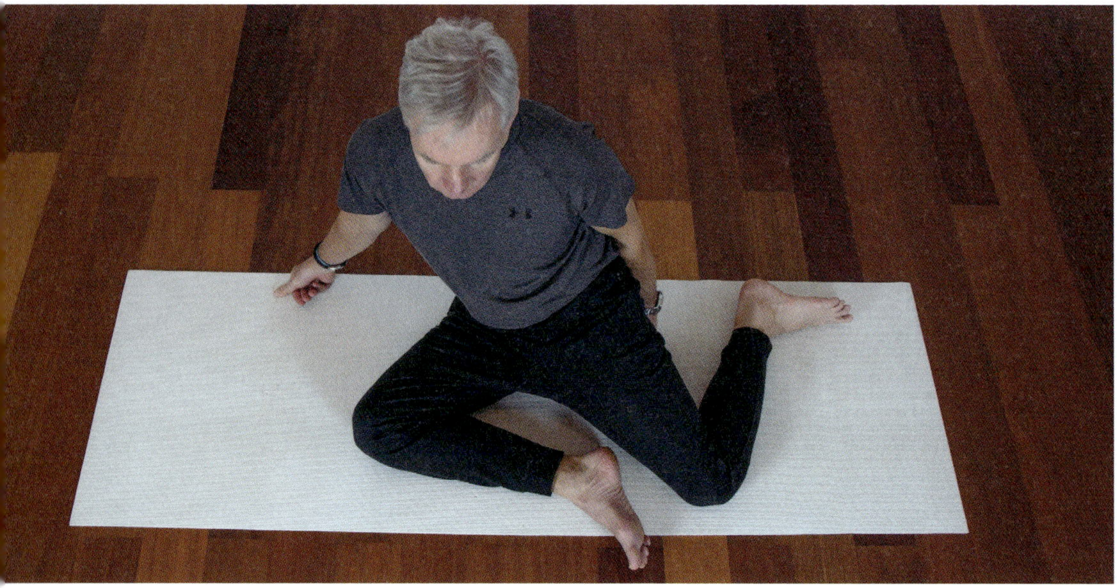

VEREINFACHUNG

Für eine entspannende Rückendehnung können Sie sich nach vorn oder seitlich auf ein Bolster legen.

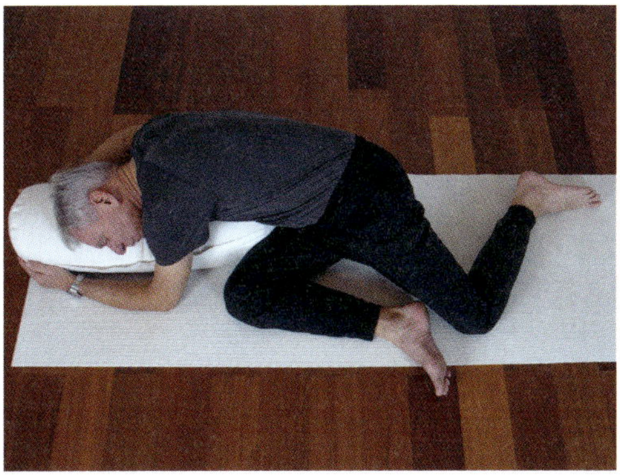

AUS DER HALTUNG HERAUSKOMMEN

Lehnen Sie sich in Richtung des vorderen Beins und schwingen sie dann den hinteren Fuß nach vorn, bis die Knie zusammen sind. Drehen Sie sich in eine sitzende Position.

AUSGLEICHSHALTUNG

Jede Seite bildet die Ausgleichshaltung zur anderen. Der Scheibenwischer ist eine großartige Möglichkeit, die Hüften und Beine zu lockern, nachdem Sie beide Seiten gedehnt haben.

Tipp

Vergessen Sie nicht, dass Sie keine Schmerzen haben sollten. Sobald Sie die Haltung eingenommen haben, sollten Sie versuchen, Ihren Atem zu dem Bereich zu lenken, wo Sie die größte Spannung spüren, damit Sie die Position länger halten und ihren Nutzen maximieren können.

Meridiane

Stimuliert den Gallenblasen-, Nieren- und Lebermeridian.

Drache | EIDECHSE

NUTZEN

Die Drachenübungen öffnen die Hüfte und Leiste und dehnen die Gesäßmuskulatur. Sie sprechen auch die Hüftbeuger und den Quadrizeps des jeweils hinteren Beins an und können sogar bei Ischialgie helfen, indem sie Verspannungen in den Beinen und Hüften lösen.

Was der Physiotherapeut sagt: Diese Position lockert die Hüftbeuger. Sie trägt zu einer Entspannung des unteren Rückens bei und beugt so Schäden vor.

DURCHFÜHRUNG

Es gibt verschiedene Varianten der Drachenhaltung. Ich schlage hier vor, dass Sie die Variante Eidechse durchführen.

Gehen Sie in den Vierfüßlerstand. Führen Sie nun das rechte Bein so weit nach vorn und nehmen Sie die Hüfte mit, bis Sie eine Dehnung im hinteren (das heißt im linken) Bein spüren. Dann setzen Sie beide Hände auf der Innenseite des rechten Beins ab.

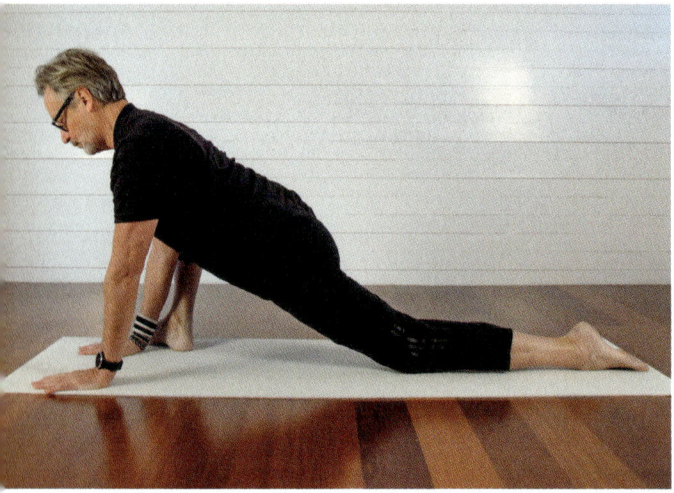

Tipp

Yin Yoga stimuliert das parasympathische Nervensystem, das für Ausruhen und Verdauen verantwortlich ist. Es senkt den Cortisolspiegel und verringert dadurch Stress, reguliert die Herzfrequenz und trägt zur Entspannung bei.

NOCH MEHR GEFÄLLIG?

Lassen Sie sich auf die Ellenbogen sinken oder drücken Sie gegen die Seite Ihres rechten Beins. In der letzten Minute der Übung können Sie auch das hintere Bein strecken, indem Sie das Knie vom Boden heben. Diese Position wird als Feuer speiender Drache bezeichnet.

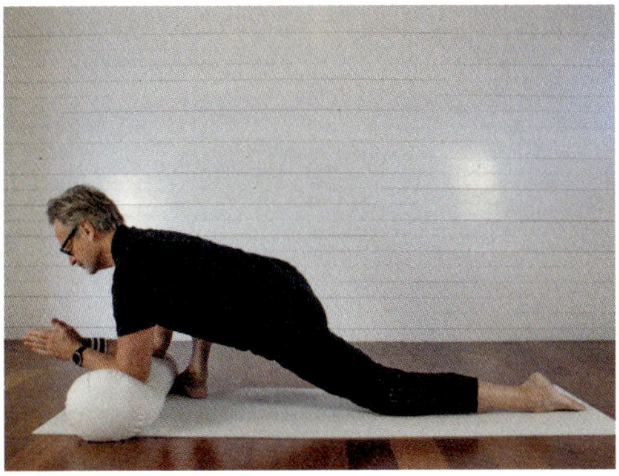

VEREINFACHUNG

Führen Sie aus dem Vierfüßlerstand das rechte Bein so weit nach vorn – und nehmen Sie die Hüfte mit –, bis Sie eine Dehnung im linken Bein spüren. Stützen Sie sich nun mit den Händen auf dem vorderen (rechten) Knie ab. Diese Haltung wird als hochfliegender Drache bezeichnet.

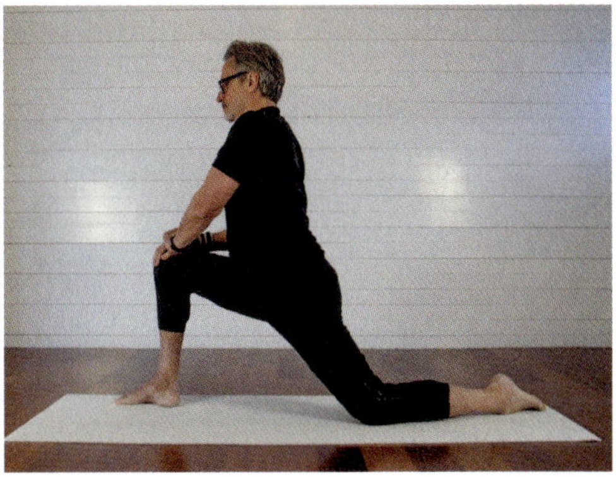

AUS DER HALTUNG HERAUSKOMMEN

Führen Sie einfach den vorderen Fuß wieder nach hinten und kommen Sie langsam zurück in den Vierfüßlerstand.

AUSGLEICHSHALTUNG

Schaukeln Sie auf Händen und Knien sanft nach vorn und hinten, um Verspannungen im Körper zu lösen.

Meridiane

Die Drachenhaltungen stimulieren den Magen-, Milz-, Leber-, Gallenblasen-, Nieren- und Blasenmeridian.

Frosch

NUTZEN

Der Frosch ist nicht nur ein hervorragender Hüftöffner, sondern dehnt auch die Leiste, die Oberschenkelinnenseiten und die Rumpfmuskulatur. Da man sich beim Frosch nach vorn beugt, kann er sogar die Brust und Schultern dehnen. Außerdem aktiviert er das Becken, das Gesäß und die Oberschenkelrückseiten, was die Flexibilität und den Bewegungsumfang erhöht.

Was der Physiotherapeut sagt: Die Adduktoren (Muskeln in der Leistengegend an der Oberschenkelinnenseite) können sich verkürzen und Probleme im Bereich der Leiste und der Hüften verursachen. Diese Position hilft, Verspannungen zu lösen, vor allem in der Leistengegend.

DURCHFÜHRUNG

- Gehen Sie auf Händen und Knien in den Vierfüßlerstand. Öffnen Sie nun die Hüften und drehen Sie die Füße seitlich nach außen.
- Senken Sie den Oberkörper auf die Unterarme ab. Schieben Sie dann die Hüften nach hinten, bis Sie eine tiefe Dehnung in den Hüften und Oberschenkelinnenseiten spüren. Gehen Sie nur bis an Ihre Grenze.

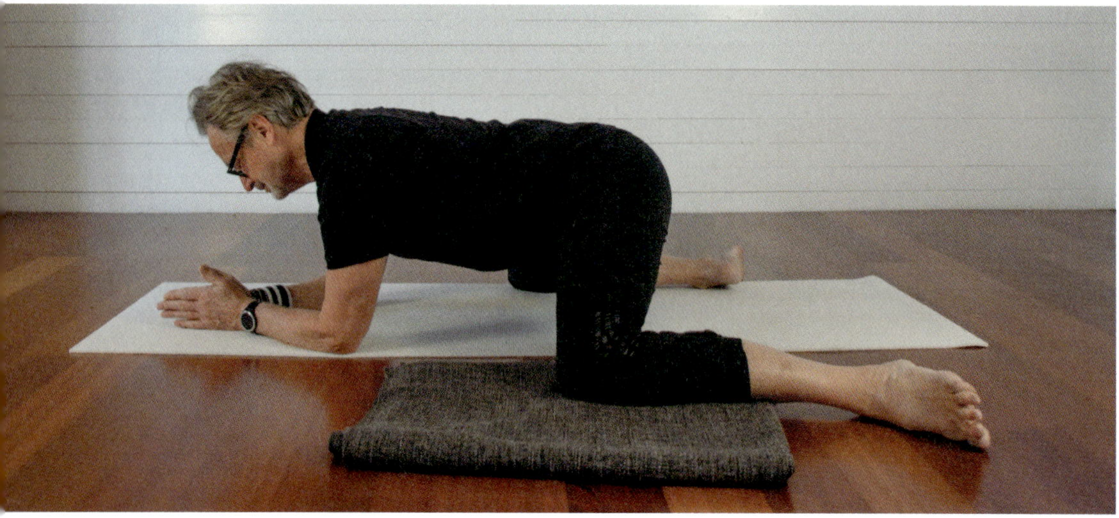

VEREINFACHUNG

Lassen Sie die Knie wie in der Kindhaltung nah beieinander oder nehmen Sie den halben Frosch mit Unterstützung ein. Legen Sie sich dazu mit gestreckten Beinen auf ein Bolster und führen Sie abwechselnd jeweils ein Bein nach vorn. Das ist eine angenehm erholsame Dehnübung.

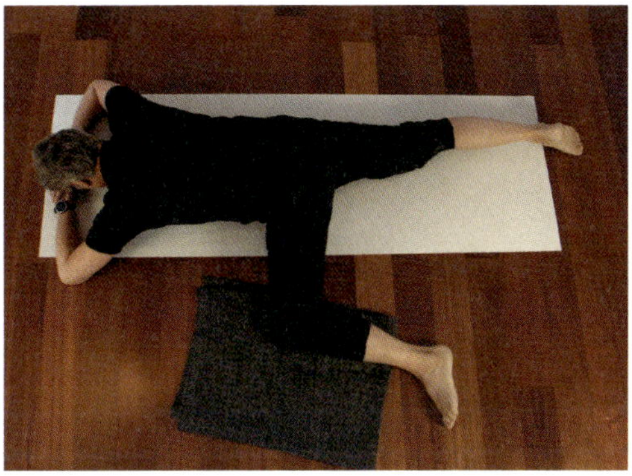

AUS DER HALTUNG HERAUSKOMMEN

Schieben Sie langsam die Knie wieder näher zusammen und kehren Sie so in den Vierfüßlerstand zurück.

AUSGLEICHSHALTUNG

Nehmen Sie entweder die Kindhaltung ein oder legen Sie sich auf den Rücken, führen Sie die Knie zur Brust und umfassen Sie sie mit den Händen.

Tipp

Führen Sie vor und nach jeder Praxis einen Body Scan durch, bei dem Sie schrittweise Ihren ganzen Körper bewusst wahrnehmen. Welche Bereiche haben vor Beginn geschmerzt? Wie fühlen sie sich nach der Übung an?

Meridiane

Milz-, Leber- und Nierenmeridian. Wenn Sie die Arme strecken, aktivieren Sie den Herz- und Lungenmeridian.

Halber Schmetterling

NUTZEN

Auch wenn Sie sonst überhaupt kein Yoga praktizieren – diese Position sollten Sie regelmäßig einnehmen. Sie können die Übung auf jeweils einer Seite während der Werbepause im Fernsehen machen. Der halbe Schmetterling dehnt die Oberschenkelrückseite des gestreckten Beins sowie die Oberschenkelinnenseite, Leiste und das Knie des gebeugten Beins. Das eine Bein zu beugen, dehnt auch die Hüftbeuger, was Schmerzen und Verspannungen im Hüft- und Kniebereich lindern kann. Wenn Sie sich dabei vorbeugen, dehnen Sie gleichzeitig die Wirbelsäule.

DURCHFÜHRUNG

- Setzen Sie sich mit ausgestreckten Beinen auf den Boden, beugen Sie ein Bein und legen Sie dessen Fuß gegen die Innenseite des anderen Beins. Um die Adduktoren zu dehnen, legen Sie den Fuß weiter oben gegen das Bein. Um die Oberschenkelrückseite zu dehnen, legen Sie den Fuß näher ans Knie.
- Lehnen Sie sich nun über das gestreckte Bein nach vorn oder zur Seite. Drehen Sie den Rumpf Richtung Mitte.

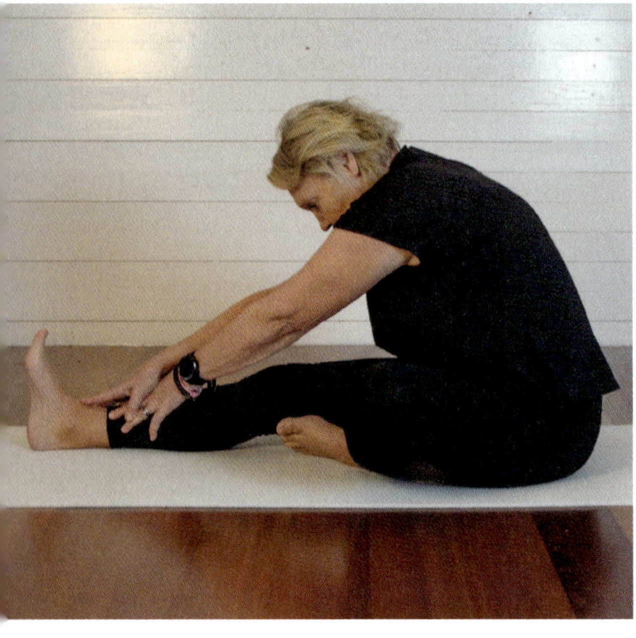

Tipp

Falls Sie eine Pulsuhr haben, sehen Sie sich einmal Ihre Pulswerte vor und nach Ihrer Yin-Yoga-Praxis an. Der Unterschied wird Sie erstaunen.

VEREINFACHUNG

Setzen Sie sich auf einen Block oder ein Kissen oder legen Sie sich ein Kissen unter das Knie, falls Sie Knieprobleme oder eine verkürzte rückseitige Oberschenkelmuskulatur haben. Sie können sich auch hinlegen und die Position gegen eine Wand gelehnt einnehmen.

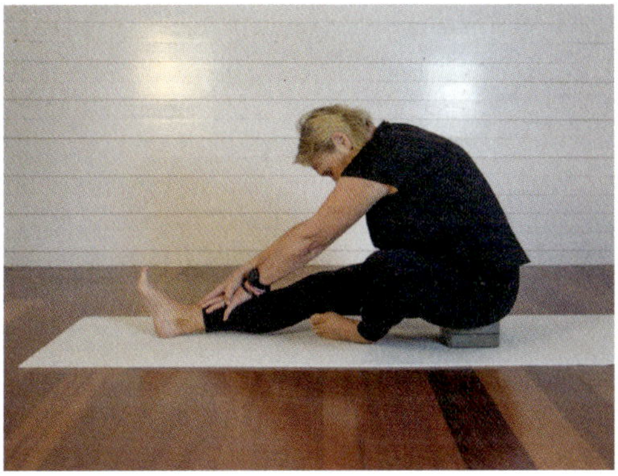

AUSGLEICHSHALTUNG

Scheibenwischer oder legen Sie sich auf den Rücken, führen Sie die Knie zur Brust und umfassen Sie sie.

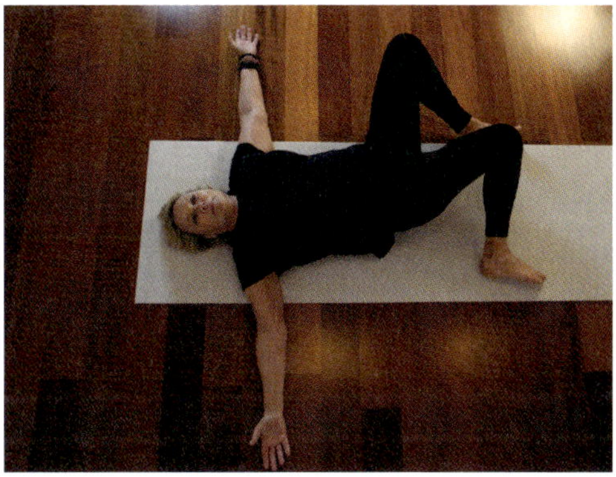

AUS DER HALTUNG HERAUSKOMMEN

Strecken Sie langsam das gebeugte Bein wieder aus und schieben Sie den Oberkörper langsam in den aufrechten Sitz zurück.

Meridiane

Die Dehnung der Hüften und Beininnenseiten stimuliert den Nieren-, Leber-, Gallenblasen- und Blasenmeridian.

Happy Baby

NUTZEN

Happy Baby dehnt die Oberschenkelrückseiten, die Hüften, die Leiste, den Bauch, die Waden, die Oberarmrückseite *(Musculus triceps brachii)* und die Brust. Diese Position kann die Wirbelsäule wieder richtig ausrichten, was zur Schmerzlinderung beiträgt, da auch die Muskeln, Sehnen und Bänder im Wirbelsäulenbereich gedehnt werden.

Was der Physiotherapeut sagt: Diese Position eignet sich hervorragend, um die Gesäßmuskulatur – die größten Muskeln im Körper – zu stimulieren und den Rücken zu entspannen.

DURCHFÜHRUNG

- Legen Sie sich auf den Rücken, umfassen Sie die Knie und ziehen Sie sie zur Brust. Falls möglich, umfassen Sie mit den Fingern Ihre Fußsohlen.
- Ziehen Sie die Knie in Richtung Boden. Kopf und Schultern bleiben dabei auf dem Boden liegen.

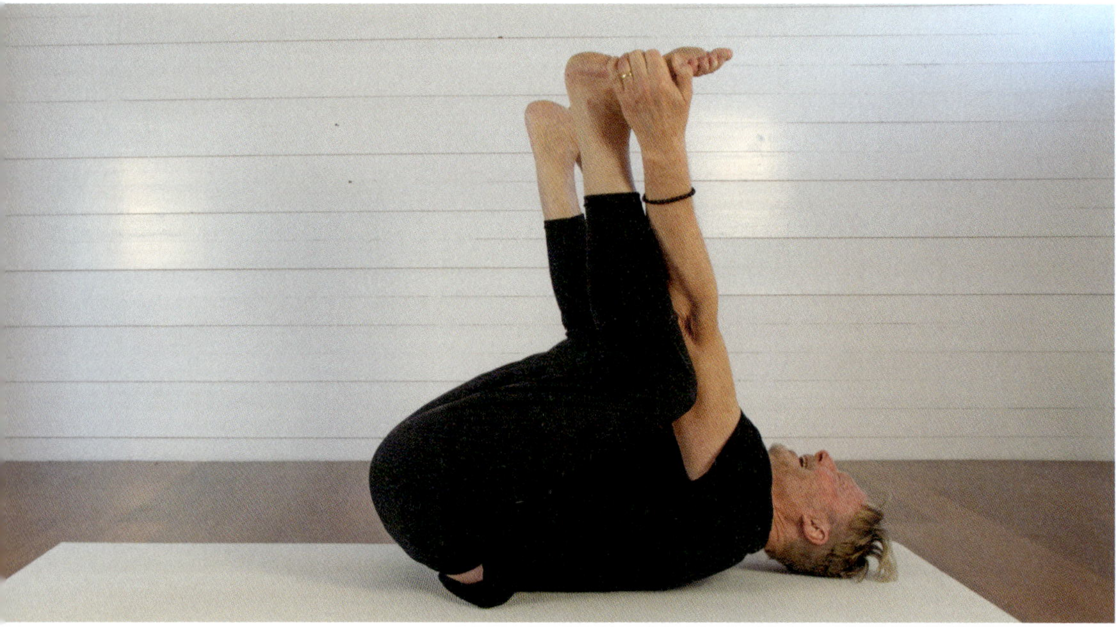

VEREINFACHUNG

Umfassen Sie die Fußgelenke, Schienbeine oder Knie, oder verwenden Sie einen Gurt, den Sie um die Fußsohlen legen.

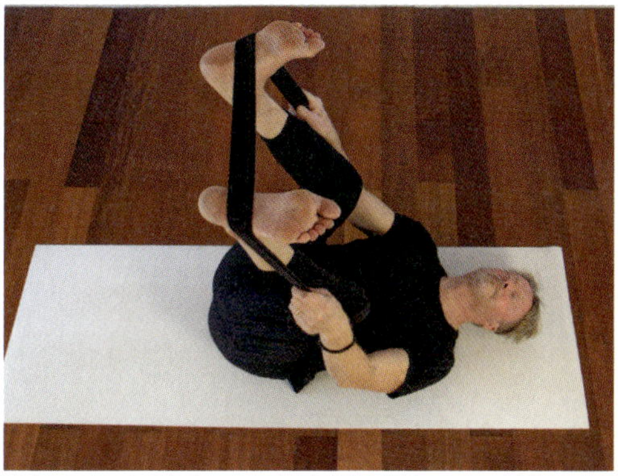

AUSGLEICHSHALTUNG

Gehen Sie in den Scheibenwischer oder bewegen Sie die Beine von einer Seite zur anderen.

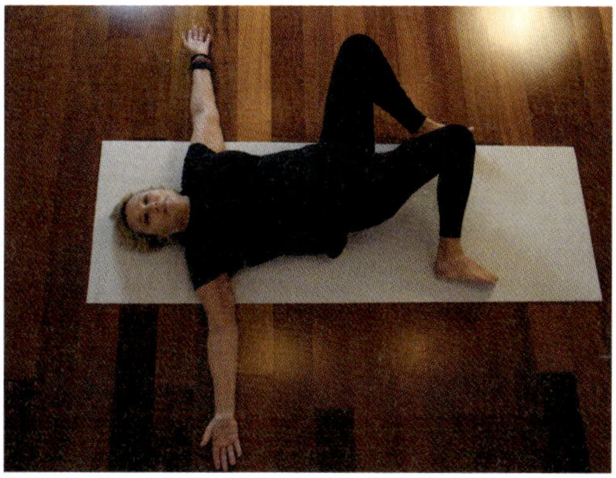

AUS DER HALTUNG HERAUSKOMMEN

Lassen Sie Füße, Schienbeine und Knie los und lassen Sie die Beine langsam auf den Boden sinken.

Tipp

Versuchen Sie, während der Übung die Augen geschlossen zu halten, damit Sie sich auf die Körperteile konzentrieren können, die Sie ansprechen möchten. Es geht darum, was Sie wollen – es geht vor allem um Sie selbst!

Meridiane

Stimuliert den Nieren-, Leber- und Blasenmeridian.

Schmelzendes Herz

NUTZEN

Diese Haltung ist eine großartige Möglichkeit, den oberen Rücken, vor allem aber den breiten Rückenmuskel *(Musculus latissimus dorsi)*, die Schultern und den Nacken zu öffnen und zu entspannen. Sie dehnt den mittleren Bereich der Wirbelsäule und verhilft Ihnen zu einer besseren Körperhaltung. Außerdem stimuliert sie die Bauchmuskulatur.

Was der Physiotherapeut sagt: Diese Position hat gleich zwei Wirkungen: Sie öffnet die Brustmuskulatur und dehnt den *M. latissimus dorsi* im oberen Rücken. Damit ist sie das passende Gegenmittel für alle, die viel Zeit am Schreibtisch verbringen.

DURCHFÜHRUNG

- Gehen Sie in den Vierfüßlerstand. Die Knie stehen dabei ein bisschen weiter als hüftbreit auseinander. Lassen Sie den Oberkörper auf die Ellenbogen sinken.
- Schieben Sie nun erst den einen, dann den anderen Arm nach vorn, bis beide so weit wie möglich nach vorn gestreckt sind. Die Hüften bleiben dabei senkrecht über den Knien.

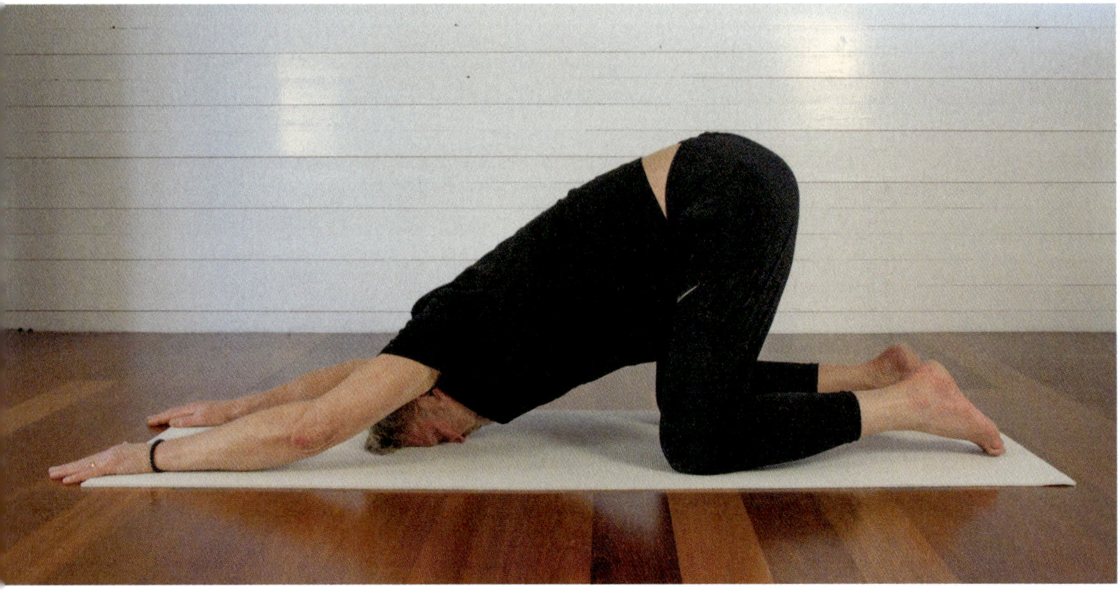

VEREINFACHUNG

Falls Sie ein Kribbeln spüren oder es Ihnen schwerfällt, die Arme ganz zu strecken, gehen Sie nicht ganz so tief in die Position oder strecken Sie jeweils nur einen Arm nach vorn.

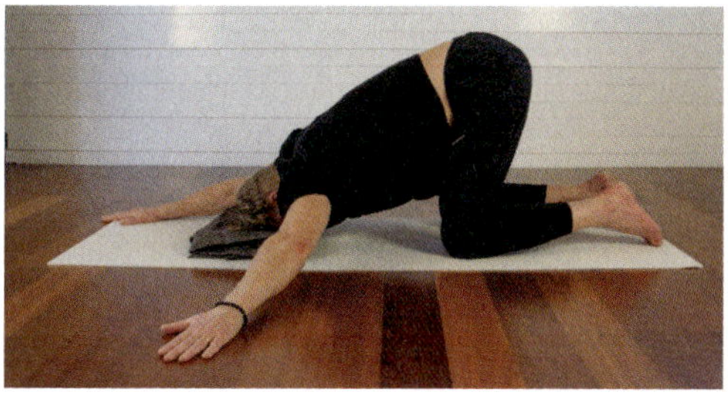

AUS DER HALTUNG HERAUSKOMMEN

Schieben Sie die Arme langsam wieder nach hinten, bis Sie in den Vierfüßlerstand zurückgekehrt sind.

Tipp

Im Laufe des Lebens verliert unser Körper an Symmetrie. Verbringen Sie möglichst mehr Zeit in den Haltungen, die Bereiche ansprechen, in denen Sie sich steif fühlen, und bringen Sie dadurch Ihren Körper wieder mehr ins Gleichgewicht. Wenn sich beispielsweise Ihre rechte Schulter steifer anfühlt als die linke, sollten Sie in dieser Position mehr Zeit auf Ihre rechte Schulter aufwenden.

AUSGLEICHSHALTUNG

Der hingeworfene Fisch ist eine wunderbare Ausgleichshaltung, die den Schulterblattbereich des gestreckten Arms anspricht und Verspannungen löst. Diese Position kann helfen, Schmerzen im unteren Rücken zu lindern, und die Verdauung fördern.

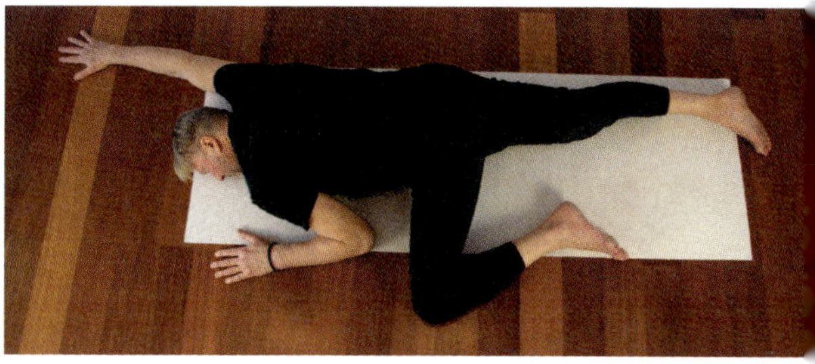

Um in den hingeworfenen Fisch zu kommen, senken Sie das gebeugte Schultergelenk auf die Matte und lassen den Arm gerade. Denken Sie daran, langsam und harmonisch zu atmen.

Meridiane

Stimuliert den Blasen-, den Magen- und Milz-, den Herz- und den Lungenmeridian.

Offener Flügel

NUTZEN

Eine meiner Lieblingshaltungen, der offene Flügel, öffnet die Brustmuskulatur und die Oberarmvorderseite *(Musculus biceps brachii)* und spricht die tieferen Gewebe der Schultern an. Sie löst Verspannungen, und zwar sogar in der Hüfte und in den Oberschenkelinnenseiten. Außerdem wird hierbei leichter Druck auf den Oberarm ausgeübt, was zu einer Kräftigung von Bizeps und Trizeps beiträgt. Ich finde diese Position auch hilfreich gegen den sogenannten Tennisellenbogen; damit habe ich manchmal Probleme, weil ich meine Golfschläger immer zu fest umfasse.

DURCHFÜHRUNG

- Legen Sie sich auf den Bauch. Spreizen Sie nun beide Arme im 90-Grad-Winkel zur Seite ab. Die Beine sind gestreckt.
- Um die rechte Seite zu dehnen, blicken Sie nach links. Heben Sie dann den linken Arm nah an der linken Schulter an. Ziehen Sie das linke Knie Richtung Arm.
- Stützen Sie sich mit der linken Hand auf dem Boden ab, um die Brust anzuheben und die Belastung der rechten Schulter zu steuern.

Was der Physiotherapeut sagt: Falls die obere Brustmuskulatur verspannt ist, kann das zu Schulterproblemen führen. Diese Übung eignet sich wunderbar, um dem entgegenzuwirken.

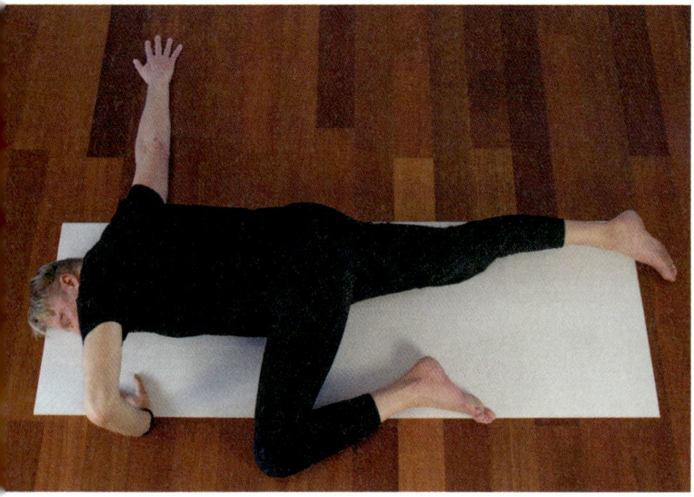

Tipp

Denken Sie an Achtsamkeit: Leben Sie im Moment! Akzeptieren Sie sich selbst. Konzentrieren Sie sich auf die Atmung.

NOCH MEHR GEFÄLLIG?

Führen Sie das linke Bein über das rechte und stellen Sie den linken Fuß hinter dem rechten Bein auf. Noch mehr? Führen Sie den linken Arm hinter den Rücken, sodass er parallel zum rechten Arm ist.

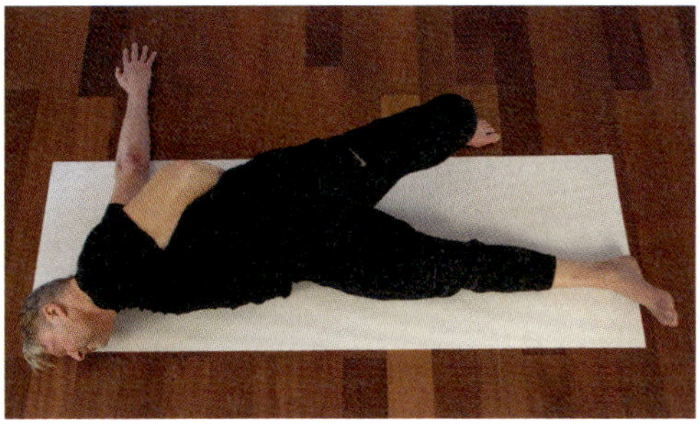

AUSGLEICHSHALTUNG

»Nadel einfädeln«: Führen Sie im Vierfüßlerstand den linken Arm gestreckt am Boden zwischen dem rechten Knie und dem rechten Arm hindurch. Die linke Schulter ist abgelegt, der Kopf nach rechts gedreht.

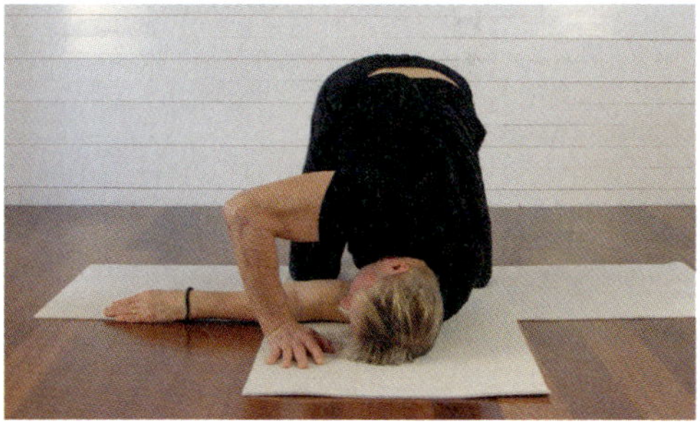

VEREINFACHUNG

Drücken Sie sich nicht so stark mit der Handfläche vom Boden ab. Sie können den Druck leicht regulieren und erhöhen, wenn die Schulter im Laufe der Zeit mehr Bewegung zulässt.

AUS DER HALTUNG HERAUSKOMMEN

Legen Sie den Arm ab, mit dem Sie sich hochgedrückt haben, und schieben Sie das Bein zurück, sodass die Beine parallel und die Arme zur Seite gestreckt sind.

Meridiane

Stimuliert den Magen- und Milzmeridian.

Sattel | HALBER SATTEL

NUTZEN

Da ich nicht sehr beweglich bin, fällt mir diese Position schwer, aber sie tut mir unheimlich gut. Sie bietet eine großartige Dehnung für das Kreuzbein, den Hüftbeuger und den Quadrizeps und übt Druck auf die Fußgelenke und Unterschenkel aus. Sie hilft, Ihrer Körperhaltung wieder mehr Beweglichkeit zu verleihen.

DURCHFÜHRUNG

Knien Sie sich so auf den Boden, dass die Knie weiter geöffnet sind als die Fersen. Lehnen Sie sich nun nach hinten und stützen Sie sich auf die Hände. Falls mehr möglich ist, kommen Sie auf die Ellenbogen. Geht sogar noch mehr? Dann legen Sie den Rücken und den Kopf auf dem Boden ab.

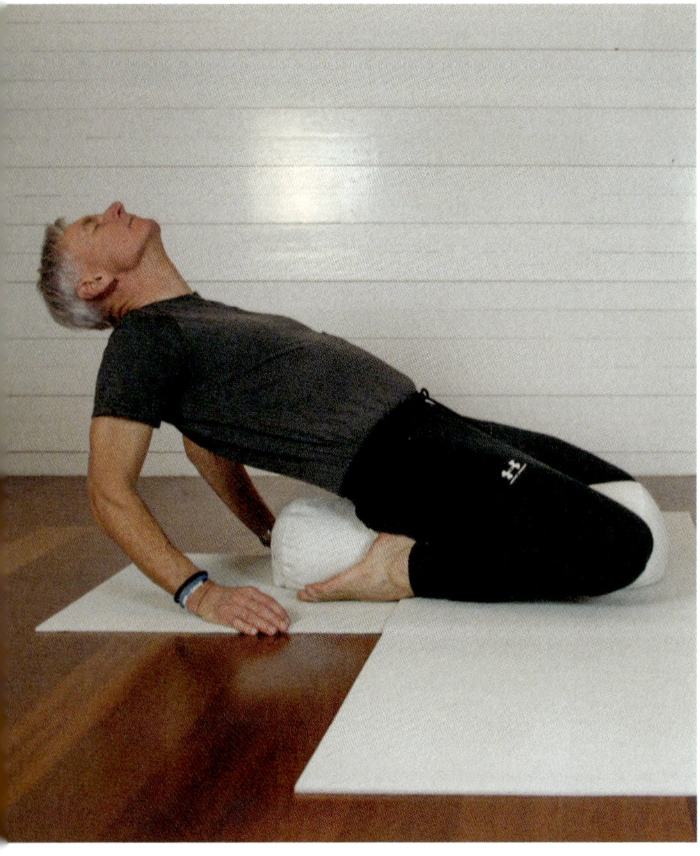

Tipp

Falls eine Position zu unbequem für Sie ist, brauchen Sie sie nicht einzunehmen. Es gibt immer Alternativen, um alle Körperbereiche zu dehnen und zu kräftigen.

VEREINFACHUNG

Nehmen Sie sich im halben Sattel ein Bein nach dem anderen vor, während Sie auf einem Block oder Bolster sitzen. Immer noch zu schwierig? Umfassen Sie in der Bauchlage die Fersen oder Unterschenkel und ziehen Sie sie so weit wie möglich zum Körper.

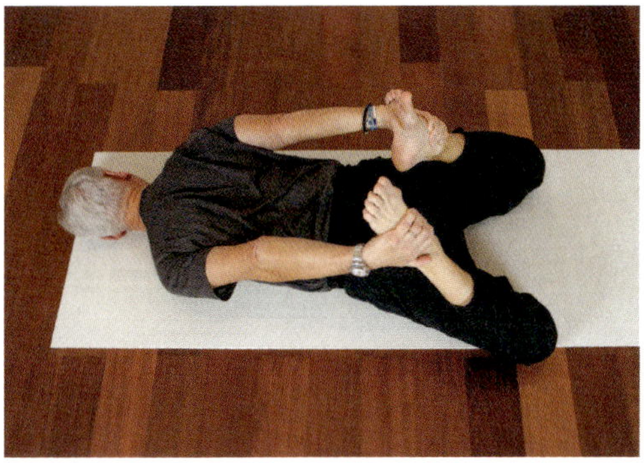

AUS DER HALTUNG HERAUSKOMMEN

Drücken Sie sich wieder so hoch, wie Sie in die Position hineingekommen sind, oder drehen Sie sich zur Seite, um aus der Haltung herauszukommen.

AUSGLEICHSHALTUNG

Kindhaltung oder Unterarmstütz/Liegestützposition

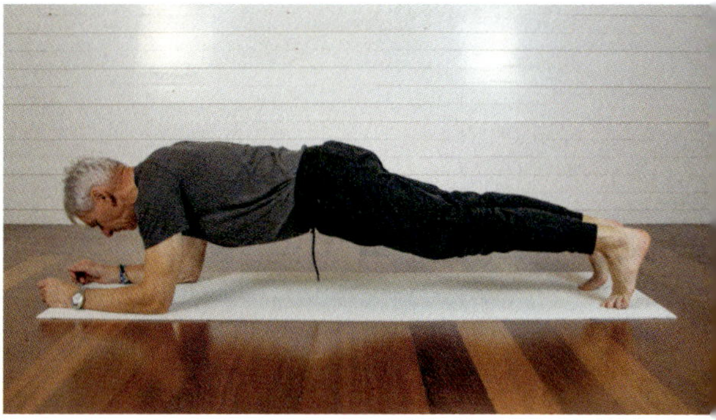

Meridiane

Stimuliert den Magen-, Milz-, Blasen- und Nierenmeridian.

Savasana (Totenstellung)

NUTZEN

Ist es Zeit für eine Pause, in der Ihr gesamter Körper zur Ruhe kommt? Savasana hilft uns, unserem stressigen Leben zu entkommen und die parasympathische Reaktion des Ausruhens und Verdauens anzuregen. Sie verlangsamt unser Herz-Kreislauf-System, bringt (mit der richtigen Atemtechnik) Sauerstoff ins Blut und verleiht uns ein besseres Körperbewusstsein. Diese Haltung verhilft ganz einfach dazu, innere Anspannung zu reduzieren und den Blutdruck zu senken, da sie Entspannung und Heilung fördert.

DURCHFÜHRUNG

- Legen Sie sich flach auf die Matte. Als Stütze können Sie sich eine Decke oder ein Kissen unter den Kopf legen. Öffnen Sie die Beine ein wenig und lassen Sie sie ganz zu Boden sinken.
- Die Handflächen zeigen nach oben. Lassen Sie Ihren Körper einfach nur entspannen. Schließen Sie die Augen und atmen Sie langsam und tief ein und aus.

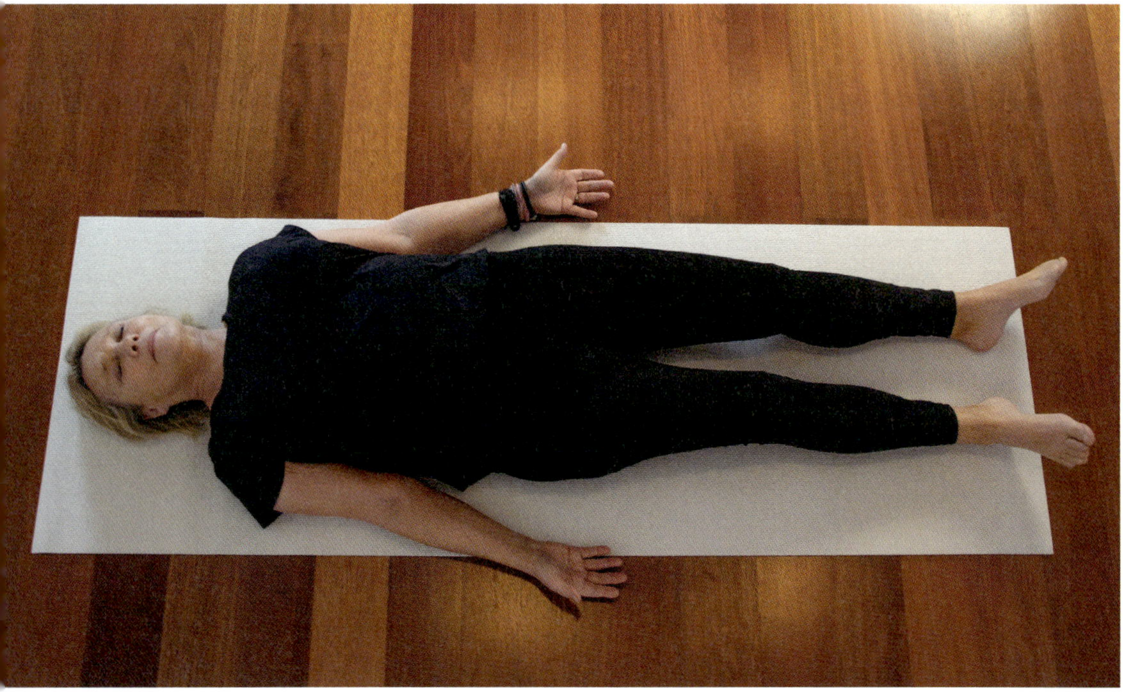

VEREINFACHUNG

Es gibt keine einfachere Variante. Für mehr Komfort können Sie sich aber ein Bolster unter die Knie legen, oder Sie können sich auf ein Bolster legen, um die Schultern zu dehnen.

AUSGLEICHSHALTUNG

Nach Savasana können Sie jede beliebige Haltung einnehmen. Ich nutze Savasana zu Beginn und zum Abschluss jeder Yin-Yoga-Einheit.

Tipp

Nehmen Sie Savasana täglich ein, um Ihren Körper zu beruhigen und zu entspannen. Verweilen Sie etwa zehn bis zwölf Prozent der Gesamtzeit, die Sie Yin Yoga ausüben, in Savasana, um den größtmöglichen Nutzen zu erreichen.

Schnürsenkel

NUTZEN

Der Schnürsenkel dehnt den *Tractus iliotibialis* und die Gesäßmuskulatur, spricht aber auch die Oberschenkelrückseiten, Oberschenkelinnenseiten und Leisten an. Die Beugung des Kniegelenks hält die Bänder stark, was vor Verletzungen und Arthrose schützen kann.

Was der Physiotherapeut sagt: Manche Haltungen sind für manche Menschen schwieriger als andere. Häufig liegt es einfach nur daran, dass das knöcherne Skelett von Mensch zu Mensch anders aufgebaut ist. Vielleicht können Sie einfach nicht so weit in der Längsachse Ihres Körpers rotieren wie andere Menschen.

DURCHFÜHRUNG

- Ich empfehle, dass Sie sich auf eine Decke, einen Block oder ein Bolster setzen.
- Lassen Sie in der Schmetterlingshaltung das rechte Knie auf den Boden sinken und ziehen Sie es eventuell näher an Ihre linke Hüfte heran.
- Kreuzen Sie das linke Bein über das rechte und legen Sie die Knie übereinander, falls möglich. Beide Sitzbeinhöcker sollten dabei auf der Matte, der Decke oder dem Block aufliegen.

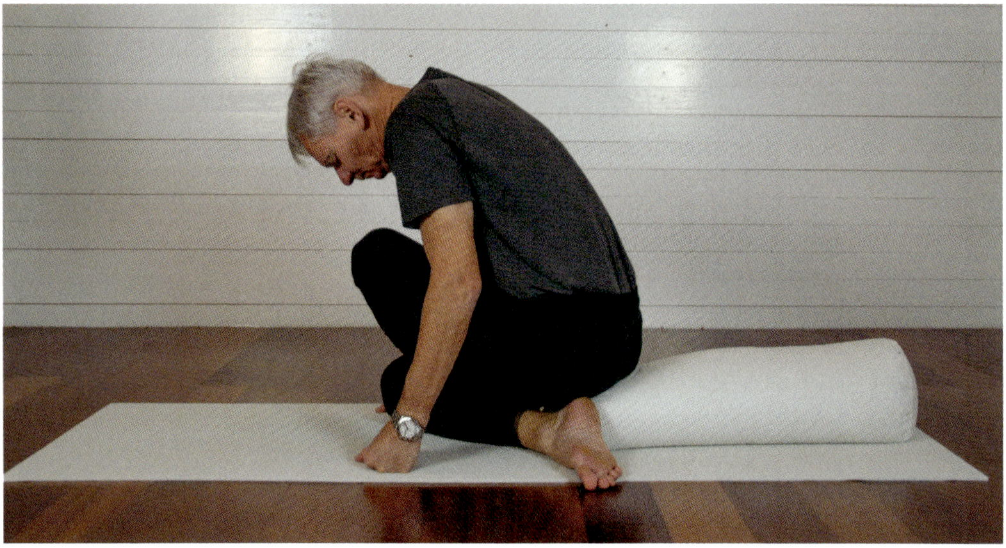

VEREINFACHUNG

Ist es unangenehm für Sie, sich auf das untere Bein zu setzen? Dann lassen Sie es einfach gestreckt und beugen Sie das obere Bein darüber. Sie können das gebeugte Bein auch mit den Armen umfassen, um Ihre Grenze zu finden.

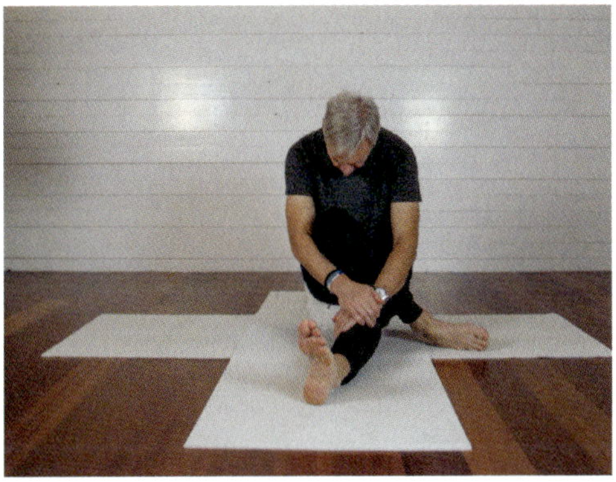

AUS DER HALTUNG HERAUSKOMMEN

Lassen Sie das obere Bein los, falls Sie es festhalten, und strecken Sie die Beine nach vorn.

AUSGLEICHSHALTUNG

Scheibenwischer, um die Beine wieder zu bewegen. Der Scheibenwischer ist übrigens großartig, um die Beweglichkeit in den Hüften zu erhöhen.

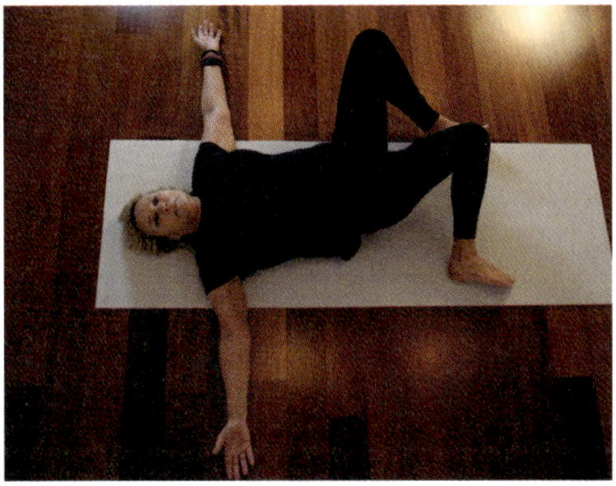

Meridiane

Stimuliert den Leber-, Nieren- und Gallenblasenmeridian, beim Vorbeugen auch den Blasenmeridian.

Schnecke

NUTZEN

Die Schnecke dehnt die Wirbelsäule, das heißt, sie zieht die einzelnen Wirbel auseinander, wodurch Sie flexibler werden.

Diese Übung kann Rückenschmerzen lindern, die durch eine schlechte Körperhaltung oder zu langes Sitzen entstanden sind – ob am Schreibtisch oder vor dem Fernseher. Sie lockert auch die Schultern sowie Bizeps und Trizeps.

Was der Physiotherapeut sagt: Ist die rückseitige Oberschenkelmuskulatur verspannt, wird das Becken immer nach hinten gezogen, was zu Schmerzen in der Lendenwirbelsäule führen kann. Diese Dehnung kann dem entgegenwirken.

Tipp

Wird eine Position länger gehalten, werden die Faszien sanft gedehnt und ein leichter Zug auf die Gelenke und Bindegewebe ausgeübt. Das erhöht deren Bewegungsumfang.

DURCHFÜHRUNG

- Legen Sie sich auf die Matte. Die Beine sind geschlossen, die Arme liegen neben dem Körper und die Handflächen zeigen nach unten.
- Heben Sie mithilfe der Rumpfmuskulatur die Hüften an und schwingen Sie die Beine nach oben in Richtung Kopf. Die Zehen zeigen in Richtung Boden. Stützen Sie nun die Hände in die Hüften.

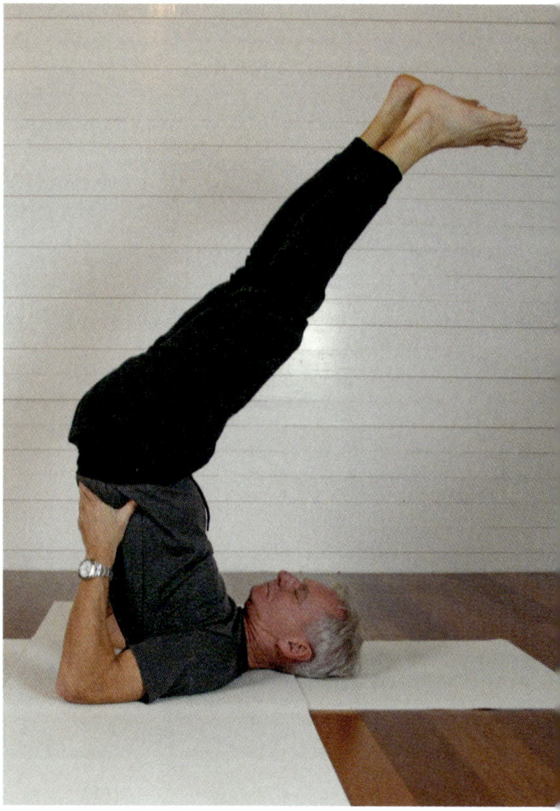

VEREINFACHUNG

- Falls – so wie bei mir – Ihre rückseitige Oberschenkelmuskulatur verspannt ist, können Sie eine Wand zu Hilfe nehmen. Legen Sie sich mit dem Kopf etwa 30 bis 60 Zentimeter von der Wand entfernt hin.
- Heben Sie nun mithilfe der Coremuskulatur die Hüften an und schwingen Sie die Beine nach oben und über den Kopf gegen die Wand.

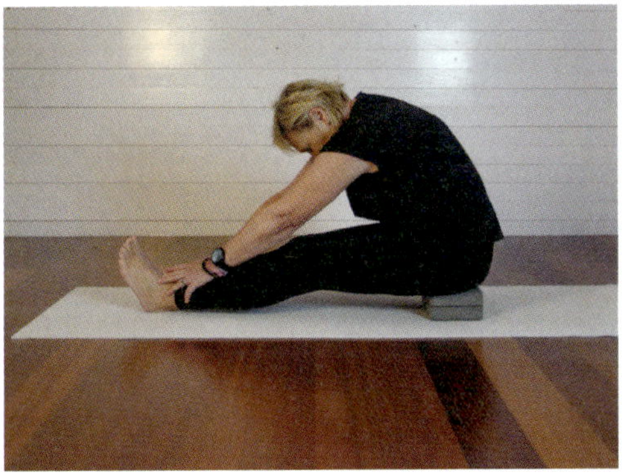

Noch immer zu schwierig? Dann beugen Sie sich einfach vor in die Raupe.

AUS DER HALTUNG HERAUSKOMMEN

Rollen Sie sich ab, bis Sie wieder auf der Matte liegen.

AUSGLEICHSHALTUNG

Machen Sie in Rückenlage den Scheibenwischer oder drehen Sie sich auf den Bauch und nehmen Sie kurz die Sphinxhaltung (Seite 76) ein.

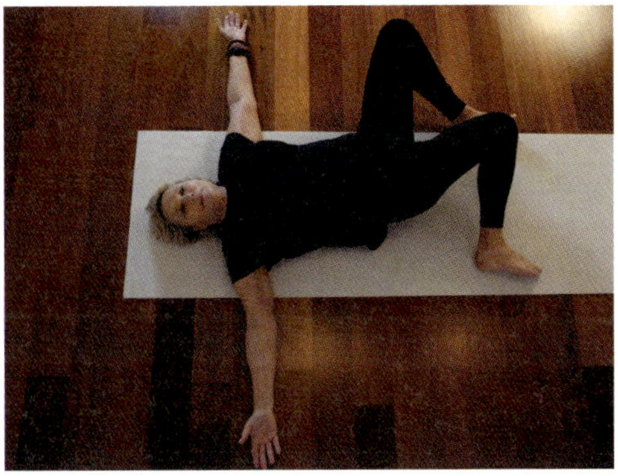

Meridiane

Stimuliert den Blasenmeridian.

Sphinx | SEEROBBE

NUTZEN

Diese Positionen helfen Ihnen, die natürlichen Krümmungen Ihrer Wirbelsäule wiederherzustellen, und dehnen gleichzeitig Ihre Bauchmuskulatur und Körpervorderseite. Außerdem wirken sie sich positiv auf das Nervensystem aus, indem sie die Hüfte, das Becken und den Brustkorb sanft dehnen.

Was der Physiotherapeut sagt: Wir sitzen zu viel, was zu Bandscheibenvorwölbungen führen kann. Diese Übung kann dabei helfen, die Bandscheiben wieder zentral zwischen die Wirbelkörper zu bringen, was zur Linderung von Schmerzen im unteren Rücken beiträgt.

DURCHFÜHRUNG

- Stützen Sie sich aus der Bauchlage heraus auf die Arme. Die Ellenbogen befinden sich dabei unter den Schultern.
- Legen Sie die Hände auf den Boden oder bringen Sie die Handflächen zusammen, falls das für Sie bequemer ist.

Tipp

Konzentrieren Sie sich auf das Ziel, nicht auf die Ausführung. Es geht nur darum, dass Sie Ihrem Körper etwas Gutes tun, während Sie sich in einer Position befinden.

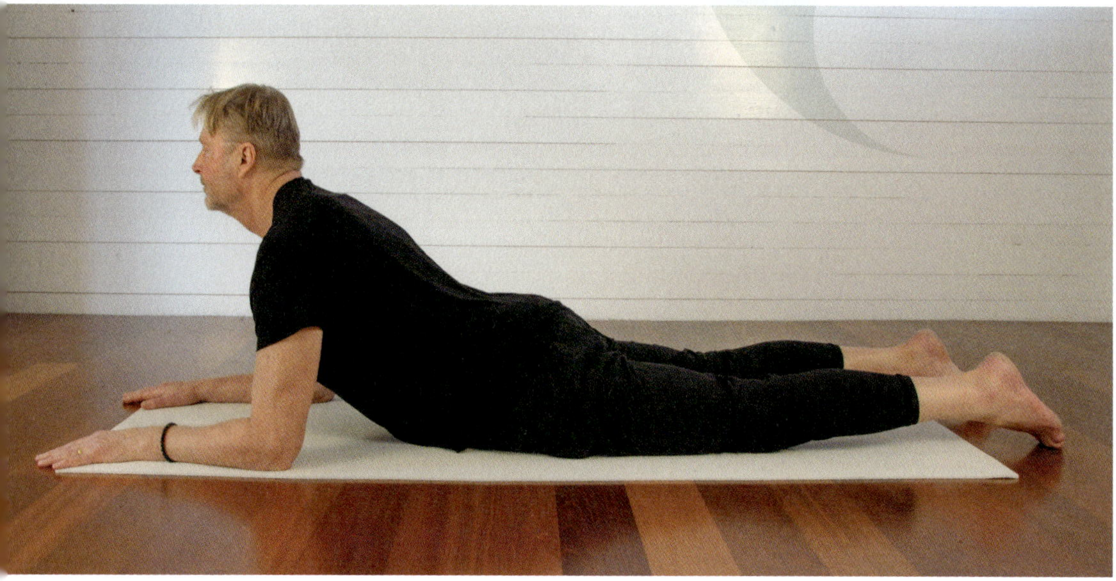

NOCH MEHR GEFÄLLIG?

Drücken Sie sich mit den Handflächen hoch, um die Arme zu strecken, und nehmen Sie so die Seerobbe ein.

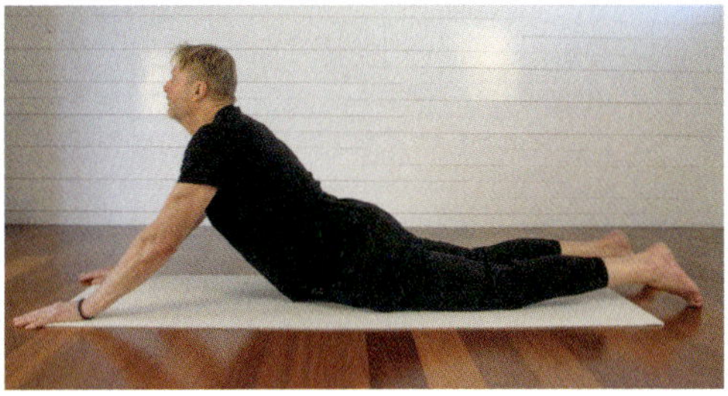

AUSGLEICHSHALTUNG

Entspannen Sie sich entweder im hingeworfenen Fisch oder in der Kindhaltung.

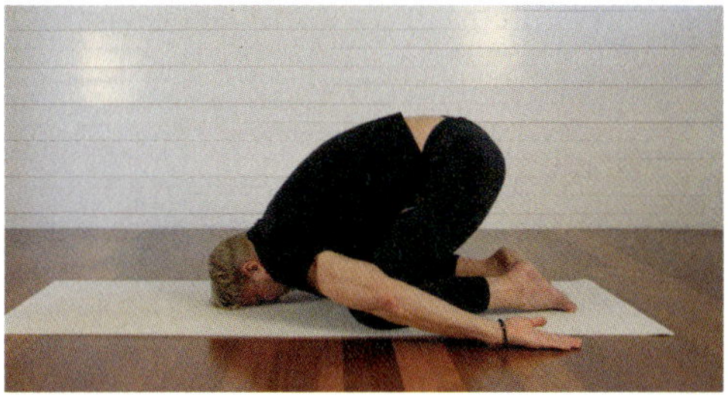

VEREINFACHUNG

Sie können den Kopf auch auf den Armen oder einem Block ablegen.

AUS DER HALTUNG HERAUSKOMMEN

Lassen Sie sich wieder auf den Boden sinken und drehen Sie den Kopf zur Entspannung nach links oder rechts.

Meridiane

Stimuliert den Nieren-, Blasen-, Magen- und Milzmeridian.

Tiefe Hocke

NUTZEN

Hocken ist unsere natürliche Art zu sitzen. Es dehnt unsere Leisten, Hüften und Oberschenkelinnenseiten und kräftigt unsere Fußgelenke, Knie und Beine. Hocken erhöht die Flexibilität und lindert Steifigkeit und Verspannungen.

Was der Physiotherapeut sagt: Probieren Sie mal eine Hocke mit Unterstützung aus, indem Sie sich zum Beispiel an einem Tisch festhalten. So können Sie herausfinden, auf welche Körperbereiche Sie sich konzentrieren sollten.

DURCHFÜHRUNG

Öffnen Sie die Füße schulterbreit und gehen Sie in die Hocke. Nehmen Sie die Hände in Gebetshaltung vor die Brust und drücken Sie mit den Ellenbogen sanft gegen die Innenseiten der Knie.

Tipp

Wenn Sie Schmerzen haben, gehen Sie nicht ganz so tief oder lösen Sie die Position auf und entspannen Sie sich stattdessen ein paar Minuten in Savasana.

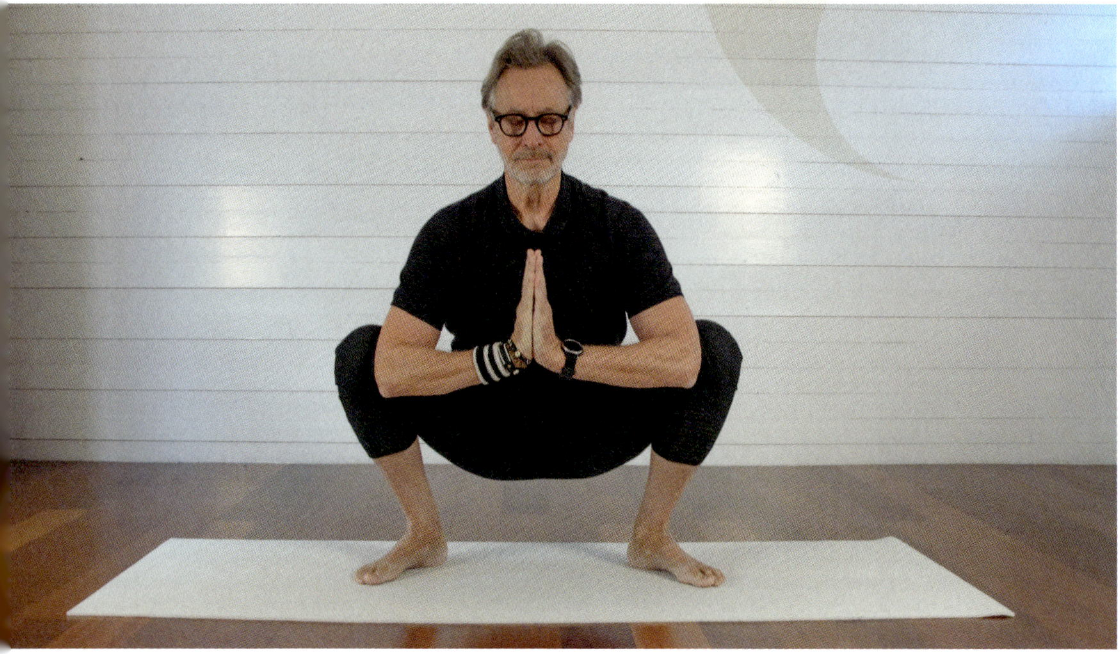

VEREINFACHUNG

Falls es Ihnen schwerfällt, in die Hocke zu gehen – vor allem bei einer Beugung in den Kniegelenken von weniger als 90 Grad –, können Sie sich beispielsweise an einem Türrahmen festhalten. Sie können sich auch ein gefaltetes Handtuch unter die Fersen legen, falls diese sich in der Hocke immer etwas vom Boden abheben.

AUSGLEICHSHALTUNG

Nehmen Sie kurz die stehende Vorbeuge oder Raupe (Seite 50) ein.

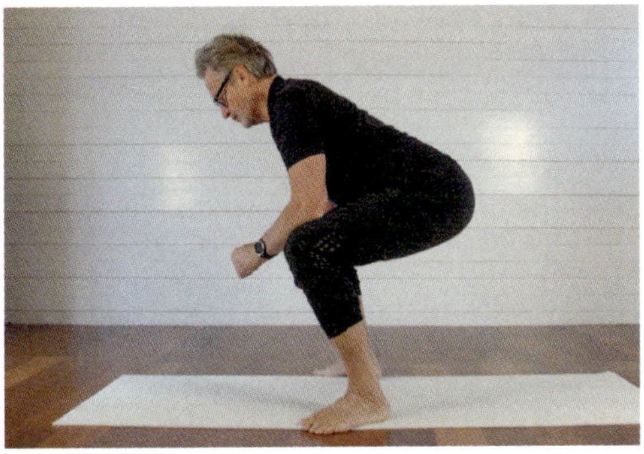

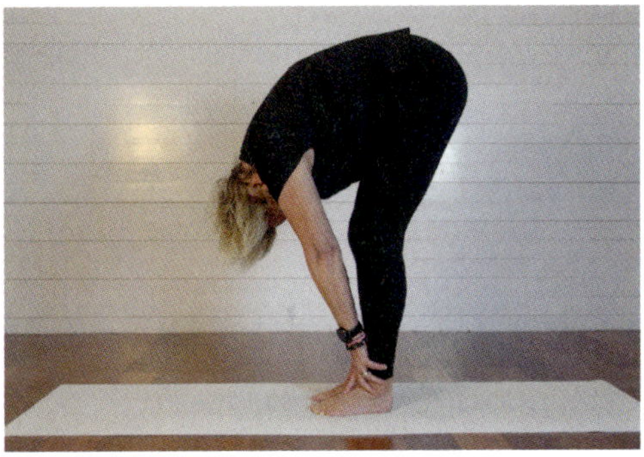

AUS DER HALTUNG HERAUSKOMMEN

Falls Sie sich neben einem Türrahmen oder Stuhl befinden, ziehen Sie sich daran hoch oder stehen Sie einfach auf.

Meridiane

Stimuliert den Leber-, Nieren- und Blasenmeridian. Das gilt auf für den Magen-, Milz- und Gallenblasenmeridian, falls Sie eine Dehnung in den Fußgelenken spüren.

Libelle (Grätsche)

NUTZEN

Die Libelle erhöht die Hüftbeweglichkeit und dehnt die Oberschenkelinnenseiten, -rückseiten und die Wirbelsäule sowie die Bauchmuskulatur. Die Arme zu strecken, dehnt die Schultern. Außerdem kann diese Haltung die Wirbelsäule in die Länge ziehen, wodurch Sie flexibler und weniger verletzungsanfällig werden.

DURCHFÜHRUNG

- Sie sitzen mit nach vorn gestreckten Beinen. Spreizen Sie die Beine nun so weit wie möglich.
- Kippen Sie die Hüften nach vorn, damit sich Ihr Rücken runden kann und nicht zu stark beansprucht wird. Lassen Sie die Oberschenkelrückseiten langsam in die Matte sinken.

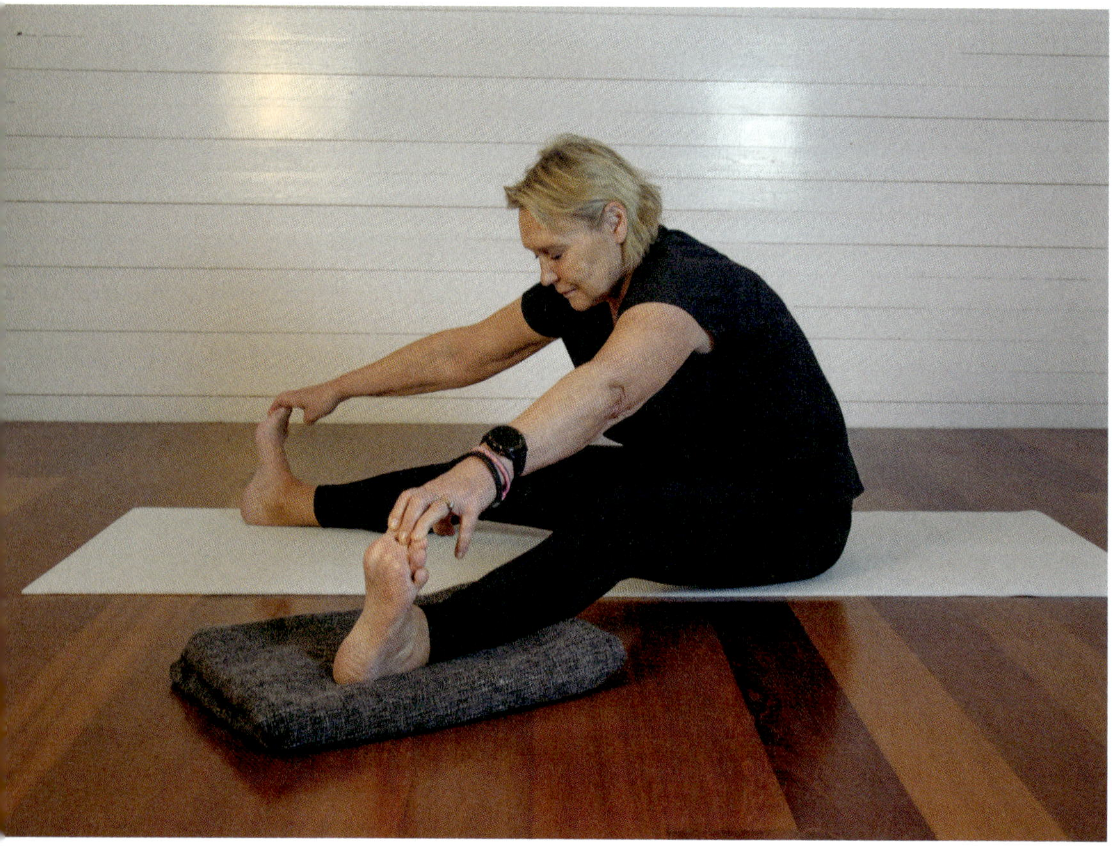

VEREINFACHUNG

Setzen Sie sich leicht erhöht auf ein Kissen oder Bolster. Lehnen Sie sich nicht nach vorn, falls es anfangs zu unbequem für Sie ist.

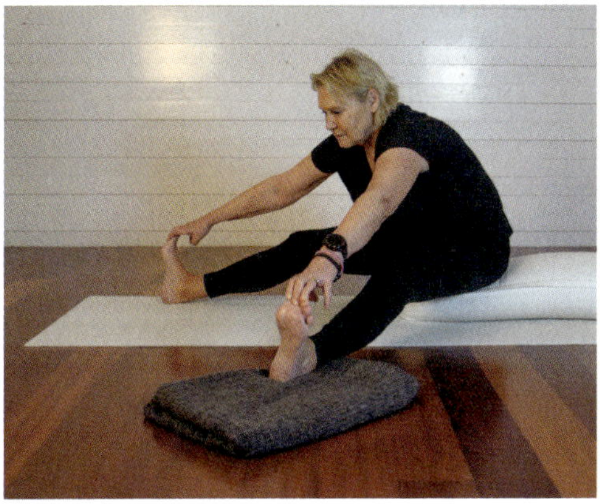

AUS DER HALTUNG HERAUSKOMMEN

Führen Sie die Beine wieder zusammen und stützen Sie sich mit den Händen ab, um wieder in eine bequeme Sitzposition zu kommen.

AUSGLEICHSHALTUNG

Führen Sie die Füße zusammen und bewegen Sie sie von einer Seite zur anderen, um verbleibende Verspannungen zu lösen.

Tipp

Lassen Sie die Schwerkraft für sich arbeiten, nicht Ihre Muskeln.

Meridiane

Die Libelle stimuliert den Blasen-, Leber- und Milzmeridian.

Drehung in Rückenlage |

GEDREHTE WURZEL

NUTZEN

Diese Position dehnt die Rücken- und Gesäßmuskulatur und massiert den Rücken und die Hüften. Sie trägt dazu bei, die Wirbelsäule in die Länge zu ziehen, zu entspannen und wieder richtig auszurichten, während sie auch die Bauchmuskulatur anspricht.

Laut der TCM fördert sie den Fluss frischen Blutes zu den Verdauungsorganen, was sich positiv auf das Verdauungssystem auswirkt.

Was der Physiotherapeut sagt: Viele Menschen leiden unter Verspannungen in der Brust- und Gesäßmuskulatur. Diese Position dehnt beide Bereiche und tut Männern besonders gut.

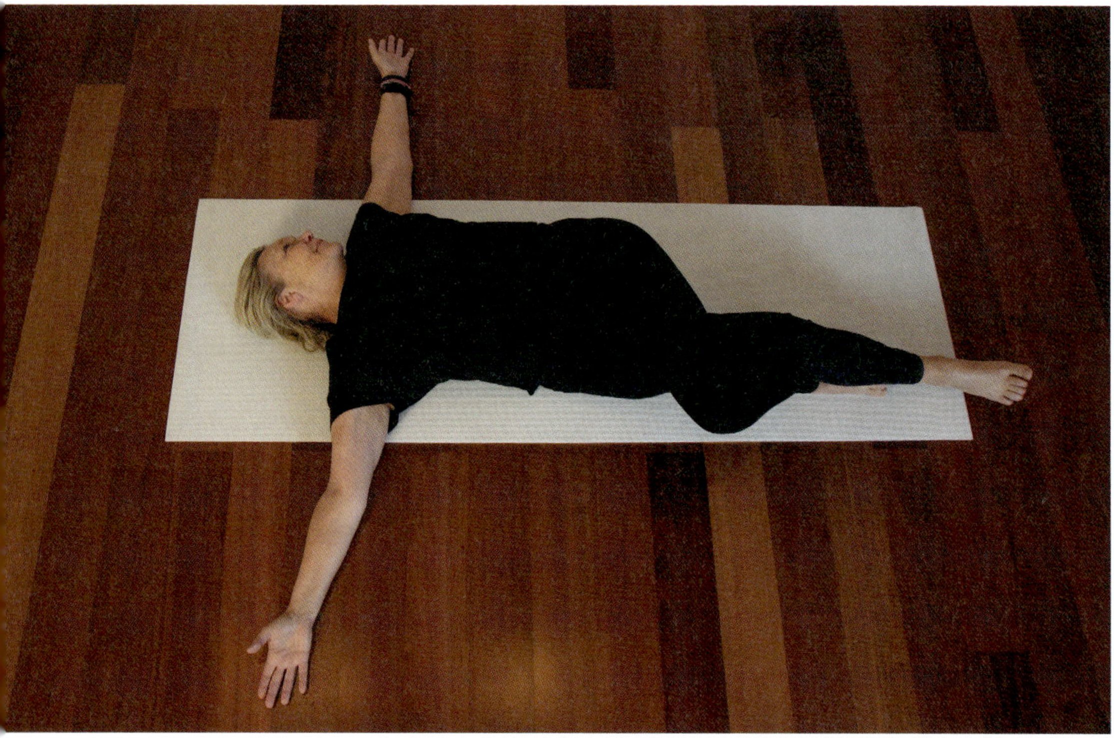

DURCHFÜHRUNG

- Legen Sie sich auf den Rücken und breiten Sie die Arme zu beiden Seiten aus. Bringen Sie die Beine zur Brust und lassen Sie sie nach rechts fallen.
- Alternativ können Sie das rechte Bein gerade lassen, den linken Fuß unter dem rechten Knie einhaken und das linke Knie mit der Hand nach rechts ziehen. Drehen Sie den Kopf nach links (falls Sie die Beine nach rechts haben sinken lassen).

Tipp

Sobald Sie Ihre Grenze gefunden haben, können Sie das Knie weiter nach unten drücken, um die Dehnung zu verstärken.

VEREINFACHUNG

Legen Sie die Beine auf einem Block oder Bolster ab.

AUS DER HALTUNG HERAUSKOMMEN

Bringen Sie die Knie wieder in die Mitte, bevor Sie sie zur anderen Seite absenken.

AUSGLEICHSHALTUNG

Nehmen Sie die Position einfach auf der anderen Seite ein.

Meridiane

Stimuliert den Blasen- und Gallenblasenmeridian.

Schwan | SCHLAFENDER SCHWAN

NUTZEN

Diese Haltung eignet sich hervorragend, um die Hüften, die Beine, die Leiste, den Rücken, die Knie und die Fußgelenke zu öffnen. Sie dehnt den *Tractus iliotibialis*, was Knieproblemen vorbeugt.

Was der Physiotherapeut sagt: Versuchen Sie, den Bereich zu finden, der am verspanntesten ist, indem Sie sich leicht bewegen, bevor Sie in der Position zur Ruhe kommen. So tun Sie das Beste für Ihren Körper – auch wenn es ein bisschen unangenehm ist.

DURCHFÜHRUNG

Gehen Sie aus dem Vierfüßlerstand in den herabschauenden Hund. Steigen Sie mit dem rechten Fuß nach vorn und legen Sie den Unterschenkel quer ab. Lassen Sie das hintere Bein gestreckt und die Hände abgestützt. Legen Sie die Unterarme nach innen ab und beugen Sie den Oberkörper nach vorn über den rechten Unterschenkel. Legen Sie die Stirn entweder auf den Händen oder auf einem Block ab.

Tipp

Beim Yin Yoga geht es vor allem ums Ausruhen und Verdauen. Aber wie bei jedem Sport sollte man besser nicht mit vollem Magen üben. Versuchen Sie es doch einmal morgens vor dem Frühstück.

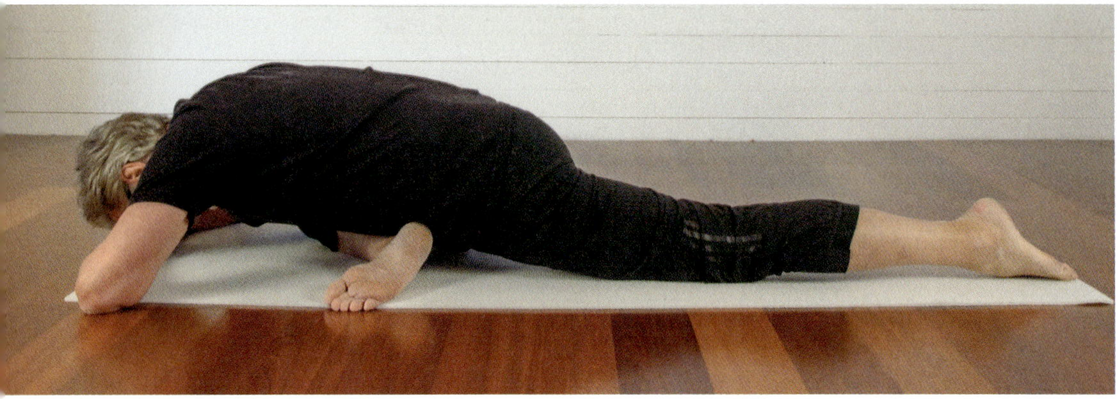

VEREINFACHUNG

Die Figure Four spricht dieselben Bereiche an, aber man liegt dabei auf dem Rücken, was bequemer ist.

Beugen Sie in Rückenlage die Knie und stellen Sie die Füße hüftbreit geöffnet auf den Boden. Heben Sie den rechten Fuß an und legen Sie ihn auf das linke Knie, sodass die Beinposition an die Ziffer Vier (Englisch: *figure four*) erinnert. Falls Sie möchten, können Sie den linken Oberschenkel umfassen und zu sich heranziehen, um die Dehnung zu verstärken.

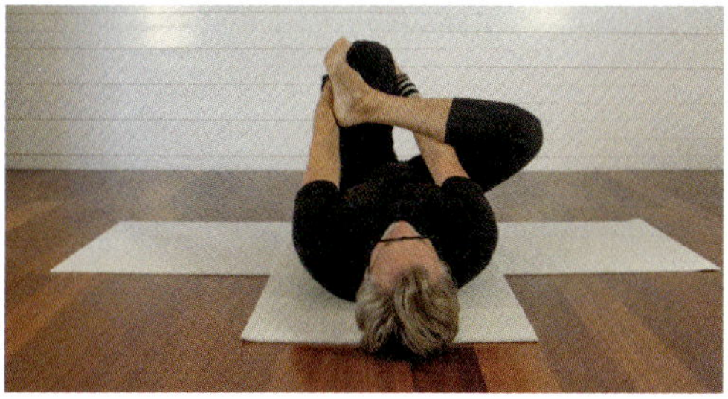

AUS DER HALTUNG HERAUSKOMMEN

Drücken Sie sich hoch und schieben Sie das gebeugte Bein nach hinten.

Alternativ können Sie direkt in den herabschauenden Hund kommen.

AUSGLEICHSHALTUNG

Sie können jede Seite im herabschauenden Hund beginnen und beenden. Er ist auch eine wunderbare Ausgleichshaltung.

- Bringen Sie im Vierfüßlerstand die Hände vor die Schultern und drücken Sie sich dann aus den Zehen hoch, bis Ihr Körper ein umgedrehtes V bildet.
- Lassen Sie die Knie leicht gebeugt und drücken Sie abwechselnd die Fersen nach unten, als würden Sie mit Ihrem Hund spazieren gehen.

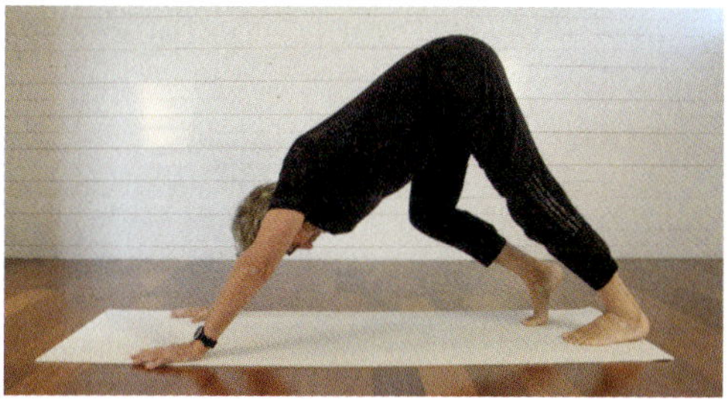

Meridiane

Leber- und Nieren-, Magen- und Milz- sowie Gallenblasenmeridian.

Yin Yoga an der Wand

Haben Sie eine Wand? Dann haben Sie alle Hilfsmittel, die Sie brauchen, um Yin Yoga zu machen. Und der therapeutische Nutzen ist derselbe wie ohne Wand, unter anderem Schmerzlinderung in den Gelenken – vor allem den Knien und Hüften –, Hilfe bei Rückenschmerzen und Dehnung der rückseitigen Oberschenkelmuskulatur sowie anderer Muskeln und Bindegewebe im Rücken und in den Beinen.

Und natürlich hilft es Ihnen, sich zu entspannen, Stress abzubauen und allgemeine Verspannungen zu lösen, insbesondere im Nacken.

Sie können verschiedene Haltungen mit einer Wand als Unterstützung einnehmen, wie die sechs folgenden Beispiele zeigen.

RAUPE AN DER WAND

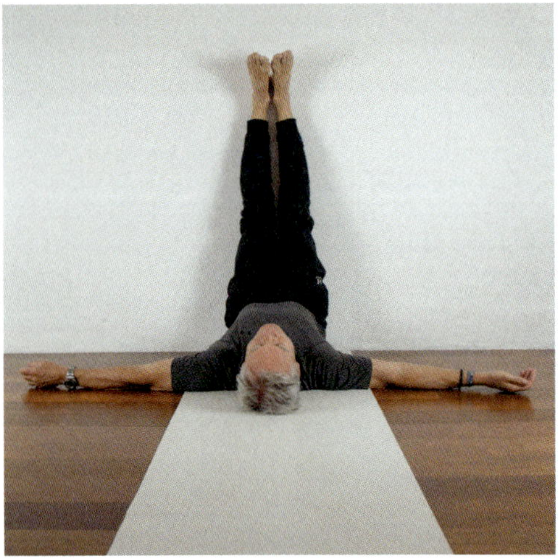

- Setzen Sie sich seitlich neben eine Wand, schwingen Sie die Beine nach oben und legen Sie sich auf den Rücken. Schieben Sie sich näher an die Wand heran, bis die Sitzbeinhöcker die Wand berühren und die Beine sich über Ihnen befinden.
- Falls es unangenehm für Sie ist, so nah an der Wand zu sein, schieben Sie sich einfach wieder ein bisschen von ihr weg. Legen Sie die Hände entweder in den Schoß, auf das Herz oder zur Seite ab, um den Rücken noch mehr zu dehnen. Halten Sie die Position so lange, wie es sich angenehm anfühlt.
- Brauchen Sie mehr Unterstützung? Legen Sie sich einfach ein Kissen unter das Gesäß. Diese Position ist wunderbar, falls Sie Rückenschmerzen haben oder den ganzen Tag auf den Beinen waren.

SCHMETTERLING AN DER WAND

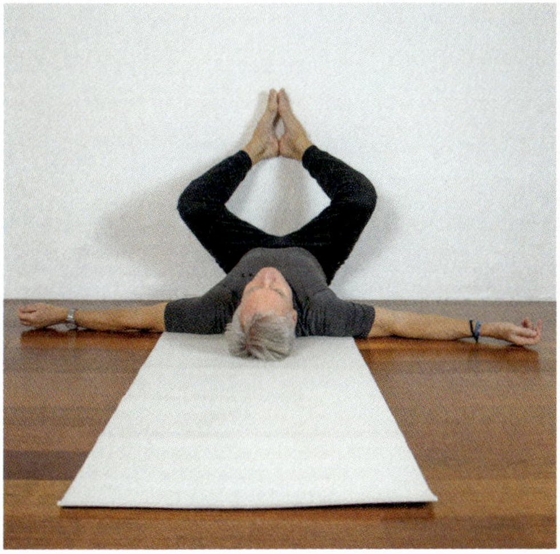

Lassen Sie die Beine aus der Raupe ein kleines Stück nach unten gleiten, bringen Sie die Füße zusammen und öffnen Sie die Knie so weit, wie es die Wand erlaubt. Legen Sie die Hände dort ab, wo es am angenehmsten für Sie ist: auf dem Bauch, der Brust oder hinter sich. Halten Sie die Position so lange, wie es sich angenehm anfühlt.

GRÄTSCHE AN DER WAND

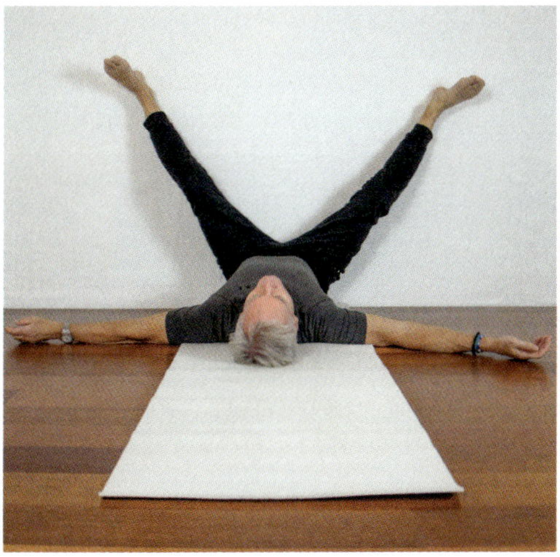

Spreizen Sie die Beine aus der Raupe so weit wie möglich, bis Sie Ihre Grenze erreicht haben. Sobald Sie bereit sind, können Sie Ihre Hände benutzen, um die Beine wieder zusammenzudrücken. Halten Sie die Position so lange, wie es sich angenehm anfühlt.

HOCKE AN DER WAND

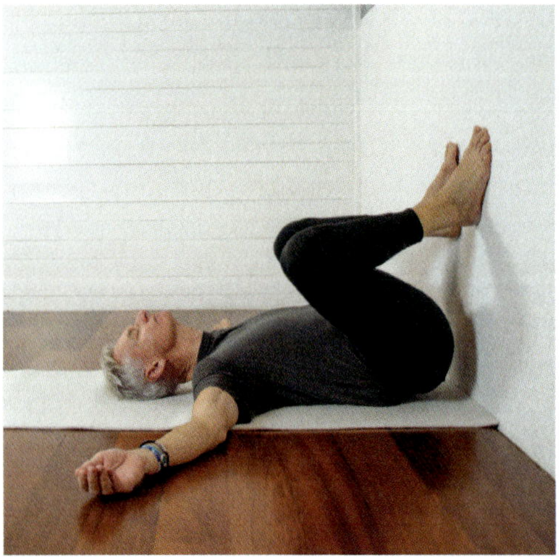

Beugen Sie aus der Raupe beide Knie und lassen Sie die Füße an der Wand nach unten gleiten. Sie können sie etwa hüftbreit auseinander lassen. Falls es unangenehm für Sie ist, wenn sich das Gesäß direkt an der Wand befindet, können Sie sich wie bei der Raupe einfach ein bisschen von der Wand wegschieben. Halten Sie die Position so lange, wie es sich angenehm anfühlt.

FIGURE FOUR AN DER WAND

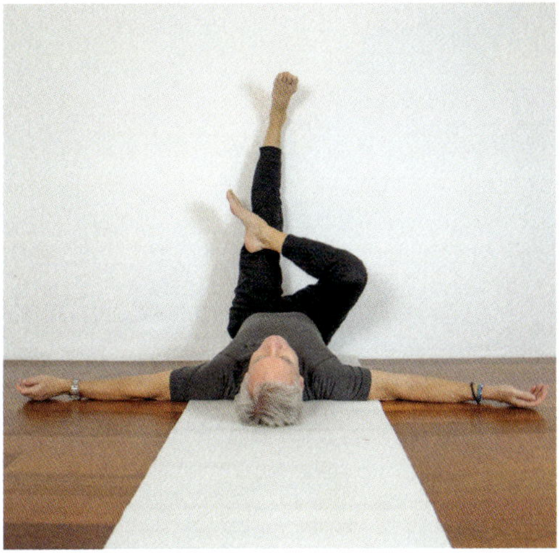

- Beugen Sie aus der Raupe langsam das rechte Bein und lassen Sie den Fuß an der Wand heruntergleiten. Legen Sie das rechte Fußgelenk auf das linke Knie. Falls sich die Dehnung zu unangenehm anfühlt, können Sie sich leicht von der Wand wegschieben.
- Falls Sie möchten, können Sie sich auf ein Kissen, eine Decke oder ein Bolster legen. Halten Sie die Position so lange, wie es sich angenehm anfühlt, und nehmen Sie sie dann auf der anderen Seite ein.

SPHINX AN DER WAND

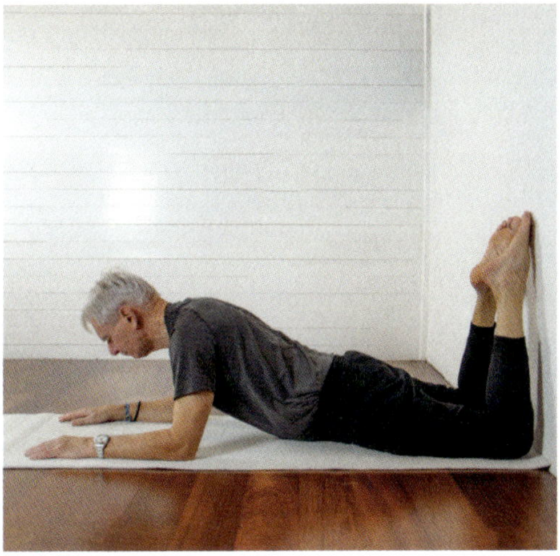

Drehen Sie sich auf den Bauch, beugen Sie die Knie und schieben Sie sich gegen die Wand. Drücken Sie sich hoch auf die Ellenbogen, sobald Sie sich bereit dafür fühlen. Halten Sie die Position so lange, wie es sich angenehm anfühlt.

Vergessen Sie nicht, zu Beginn und zum Abschluss Savasana einzunehmen!

6

Alles zusammengefügt

SEQUENZEN FÜR EINEN GESÜNDEREN KÖRPER UND GEIST

Das beste Gegenmittel bei einem hektischen Alltag oder Steifigkeit ist die Entspannung in Yin-Yoga-Haltungen. Auf den nächsten Seiten werden Yin-Yoga-Flows (Sequenzen) vorgestellt, die auf verschiedene Probleme und Bereiche zugeschnitten sind – von Kopfschmerzen bis zu Verspannungen in der Oberschenkelrückseite – und Ihren Körper von den Finger- bis zu den Zehenspitzen stimulieren. Die meisten dieser Sequenzen zielen darauf ab, bei bestimmten körperlichen Problemen zu helfen. Andere tragen dazu bei, dass Sie Ihre Leistungsfähigkeit in Sportarten wie Golf, Skifahren oder Wandern steigern, oder sie erleichtern einfach Ihren Alltag, damit Sie volle Einkaufstaschen leichter tragen oder Ihre Enkelkinder einfacher hochheben können.

Alle Sequenzen beginnen und enden mit Savasana, der Totenstellung. Das gibt uns die Gelegenheit, unseren Körper vor und nach der Praxis bewusst wahrzunehmen.

Nehmen Sie sich Zeit

All diese Flows dauern 50 bis 70 Minuten. Vielleicht kommt Ihnen das außerhalb eines Yogakurses zu lang vor. Machen Sie, was sich für Sie richtig anfühlt. Falls Sie nur für ein paar Positionen Zeit haben, ist das in Ordnung. Es ist besser als gar nichts. Sehen Sie sich auch gern die 15-Minuten-Flows ab Seite 133 an.

Los geht's!

Einführung
IN YIN-YOGA-SEQUENZEN

Dieser einführende Flow gibt Ihnen eine schöne Ganzkörpermassage. Er bildet einen perfekten Startpunkt für Ihre Yin-Yoga-Erkundungsreise und wird Sie hoffentlich ermutigen, alle Flows in diesem Kapitel auszuprobieren.

Beginnen Sie liegend in Savasana, wie auf Seite 70 und 71 beschrieben. Entspannen Sie sich mit nach oben gerichteten Handflächen und atmen Sie ruhig ein und aus. Spüren Sie Ihr Gewicht, entspannen Sie Ihren Kiefer und nehmen Sie Ihren gesamten Körper bewusst wahr. Legen Sie nach ein paar Minuten die rechte Hand auf das Herz und die linke Hand auf den Bauchnabel. Atmen Sie tief ein und heben Sie dabei den Bauchnabel, bis er über Ihrem Herzen ist. Atmen Sie nun langsam aus. Tun Sie das für acht bis zehn Atemzüge.

1. LIEGENDER SCHMETTERLING

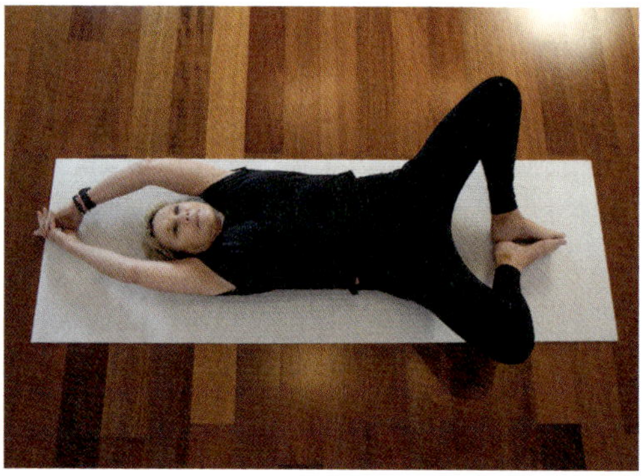

3 Minuten

Diese wunderbare Haltung entlastet die Hüften und Knie und senkt dadurch das Risiko für chronische Schmerzen in diesen Bereichen.

Um aus der Haltung herauszukommen, bringen Sie Ihre Hände nach unten neben den Körper und drücken Sie die Knie zusammen, wenn nötig mithilfe der Hände. Verweilen Sie in dieser Position, bevor Sie die Ausgleichshaltung einnehmen.

Ausgleichshaltung: Tipi oder Scheibenwischer

2. SPHINX | SEEROBBE

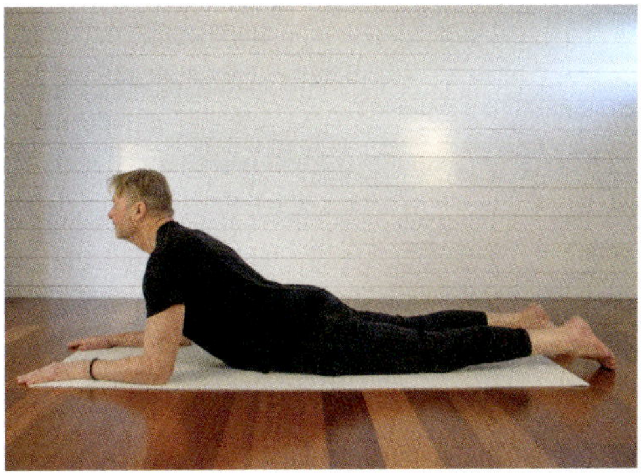

3 Minuten
Stellen Sie mit dieser sanften Dehnung die natürliche Krümmung Ihrer Wirbelsäule wieder her und erhalten Sie Ihren unteren Rücken gesund.

Um aus der Haltung herauszukommen, legen Sie sich einfach wieder hin. Genießen Sie eine Ruhepause mit zur Seite gedrehtem Kopf, bevor Sie eine Ausgleichshaltung einnehmen.

Ausgleichshaltung: Hingeworfener Fisch oder Kindhaltung. Verweilen Sie ein paar Minuten in einer dieser Positionen und genießen Sie die Dehnung.

3. RAUPE

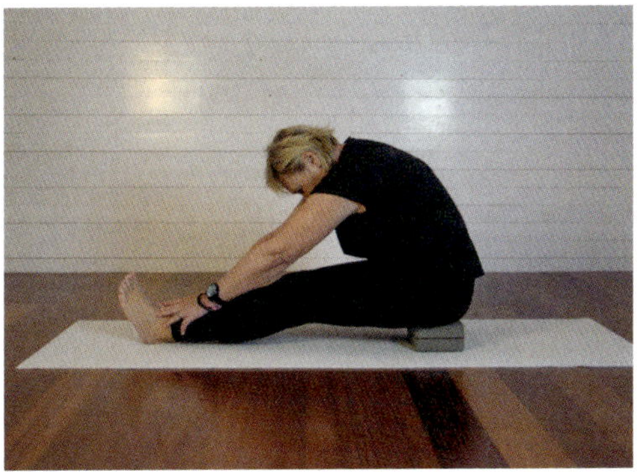

4 Minuten
Diese hervorragende Dehnung für die rückseitige Oberschenkelmuskulatur eignet sich auch gut, um die tieferen Sehnen und Gewebe entlang der Wirbelsäule und im Bauchraum zu stimulieren.

Falls diese Haltung ein bisschen zu viel für Sie ist, können Sie sich auf den Rücken legen und die Beine an die Wand lehnen.

Um aus der Haltung herauszukommen, drücken Sie sich mit den Händen hoch.

Ausgleichshaltung: Lehnen Sie sich nach hinten und bewegen Sie die Füße von einer Seite zur anderen, um die Hüften zu lockern, oder machen Sie den Scheibenwischer. Führen Sie zehn Wiederholungen pro Seite durch.

Denken Sie daran: Lassen Sie die Schwerkraft für sich arbeiten, nicht Ihre Muskeln.

4. DRACHE | EIDECHSE

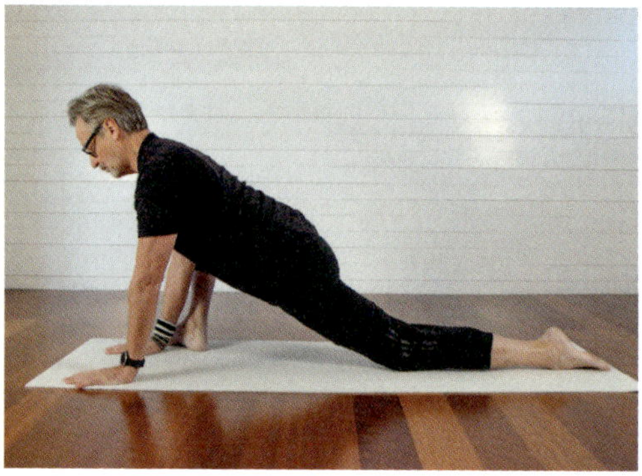

3 Minuten pro Seite

Der Drache ist ein großartiger Hüft- und Leistenöffner und spricht die Hüftbeuger und den Quadrizeps des hinteren Beins an.

Wenn Sie bereit sind, drücken Sie sich mit den Händen nach hinten oder kommen Sie in den herabschauenden Hund.

Ausgleichshaltung: Bewegen Sie im Vierfüßlerstand die Wirbelsäule sanft nach hinten und vorn.

5. DREHUNG IN RÜCKENLAGE | GEDREHTE WURZEL

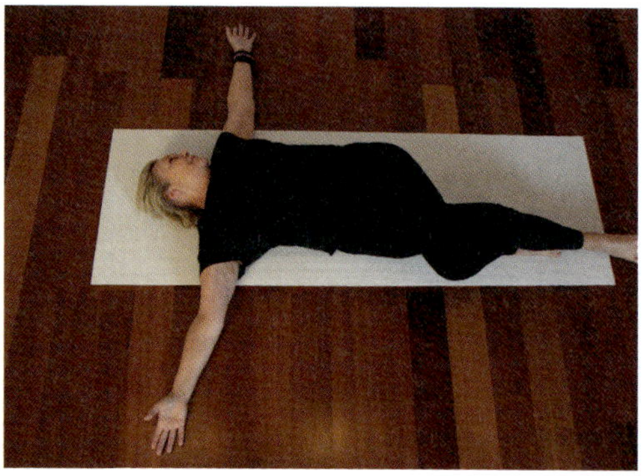

3 Minuten

Diese Haltung löst Verspannungen in der Wirbelsäule, im unteren Rücken und im Nacken. Sie dehnt die schräge Bauchmuskulatur, die Gesäßmuskeln, die Hüften und den *Tractus iliotibialis.*

Ausgleichshaltung: Nehmen Sie die Position auf der anderen Seite ein.

Ende: 5 Minuten oder beliebig lang Savasana

Wie fühlt sich Ihr Körper nun an? Nehmen Sie ihn schrittweise bewusst wahr. Spüren Sie ihn. Entspannen Sie sich und lassen Sie sich in die Matte sinken.

Herauskommen: Strecken Sie sich, rollen Sie sich zusammen. Stehen Sie ganz langsam auf.

Asymmetrische Haltungen
FÜR EINEN SYMMETRISCHEREN KÖRPER

Im Laufe des Lebens werden unsere Körper asymmetrischer, wodurch eine Seite stärker als die andere belastet wird. In der Folge können wir Schulter-, Rücken-, Hüft-, Knie- und Fußgelenksprobleme auf der Seite bekommen, die verspannter ist und auf der die Muskeln, Sehnen und Bänder kürzer sind.

Diese Sequenz aus asymmetrischen Positionen (bei denen jede Seite unabhängig von der anderen gedehnt wird) ist darauf ausgelegt, die Symmetrie, die wir im Laufe der Zeit vielleicht verloren haben, zumindest zum Teil wiederherzustellen.

Beginn: Savasana

Führen Sie einen angeleiteten Body Scan durch. Nehmen Sie Ihren Körper schrittweise bewusst wahr, vom Nacken über die Schultern, Oberarme, Hüften, Knie und Waden bis zu den Fußgelenken. Wie fühlen sich diese an?

Spüren Sie Ihr Gewicht, entspannen Sie Ihren Kiefer. Konzentrieren Sie sich auf beide Körperseiten.

Probieren Sie die 4×4-Atmung (Seite 32) beim Ein- und Ausatmen aus, um Ihren Körper und Geist zu entspannen.

1. BANANASANA

3 Minuten pro Seite
Diese Seitbeugung dehnt die Muskeln vom *Tractus iliotibialis* bis hin zu den Zwischenrippenmuskeln im Brustkorb, die Bauchmuskulatur und sogar den Bizeps und Trizeps.

Ausgleichshaltung: Ziehen Sie die Knie zur Brust, umfassen Sie sie mit den Händen und lassen Sie sie kreisen.

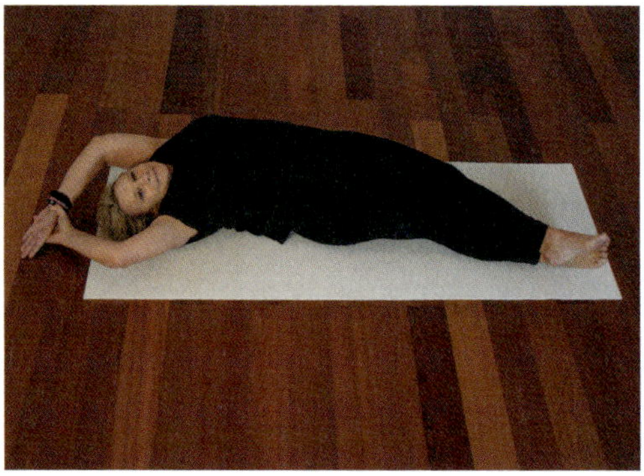

2. HALBER SCHMETTERLING

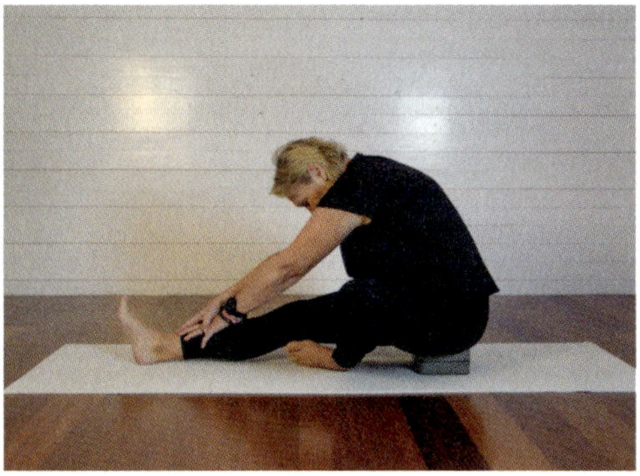

3 Minuten pro Seite
Diese Haltung schlägt zwei Fliegen mit einer Klappe. Sie dehnt den unteren Rücken und ist großartig bei verspannten Oberschenkelrückseiten. Sie spricht sowohl die Bänder entlang der Wirbelsäulenrückseite an als auch die Adduktoren (in der Leistengegend) des gebeugten Beins, wodurch sie die Hüfte öffnet.

Ausgleichshaltung: Tipi oder Scheibenwischer

3. DRACHE | EIDECHSE

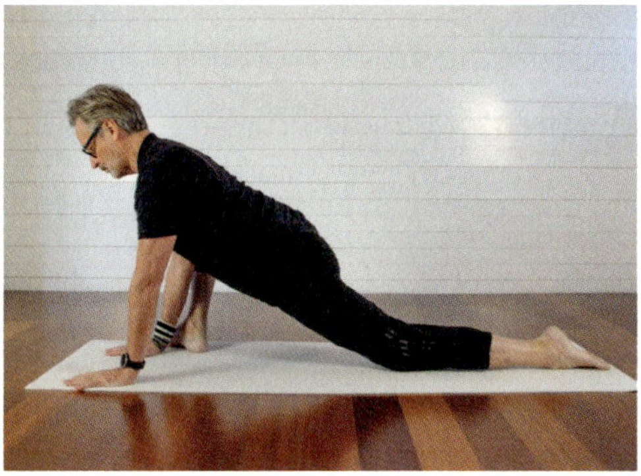

3 Minuten pro Seite
Der Drache ist ein großartiger Hüft- und Leistenöffner und dehnt die Gesäßmuskulatur, die Hüftbeuger und den Quadrizeps des nach hinten gestreckten Beins.

Ausgleichshaltung: Schaukeln Sie im Vierfüßlerstand sanft nach vorn und hinten.

4. SCHLAFENDER SCHWAN

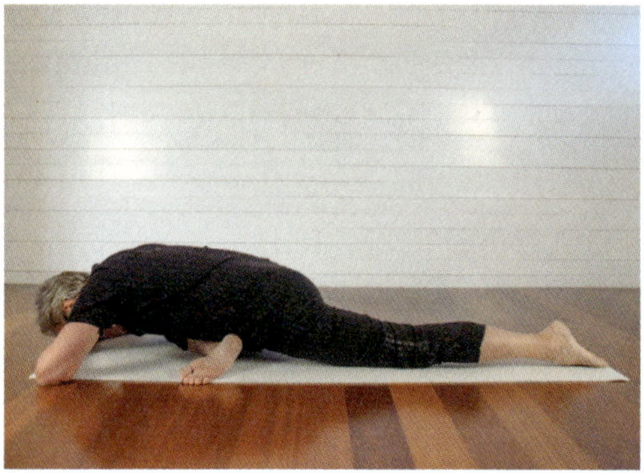

3 Minuten pro Seite
Der schlafende Schwan dehnt den Quadrizeps, den Hüftbeuger sowie den *Tractus iliotibialis* des vorderen Beins. Außerdem dehnt er die Fußgelenke des gestreckten Beins.

Ausgleichshaltung: herabschauender Hund oder Kindhaltung

5. DREHUNG IN RÜCKENLAGE | GEDREHTE WURZEL

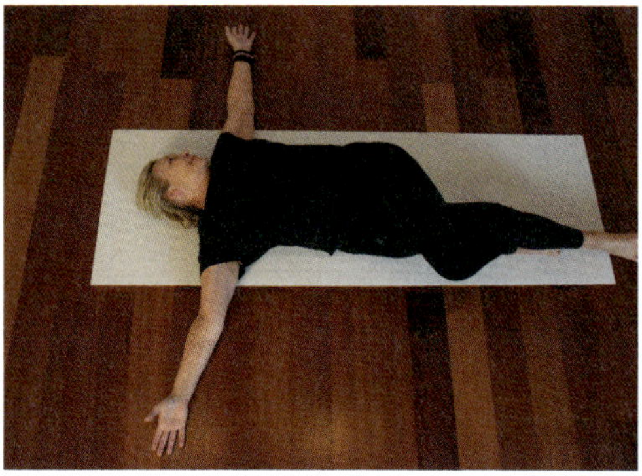

3 Minuten pro Seite
Diese Haltung löst Verspannungen in der oberen Wirbelsäule und dehnt das Schultergelenk. Falls Sie unter Ischialgie leiden, könnte es hilfreich sein, das gebeugte Knie näher zur Brust zu bringen.

Ausgleichshaltung: Nehmen Sie die Position auf der anderen Seite ein.

Ende: 5 Minuten lang Savasana

Wie fühlt sich Ihre linke Körperseite nun im Vergleich zur rechten Seite an?

Wir haben gesagt, wir wollen unsere beiden Körperseiten wieder einander angleichen, also mehr Symmetrie in den Körper bringen. Vielleicht bedeutet das, wir sollten uns vor allem auf die verspanntesten Bereiche konzentrieren, statt jede Seite genau drei Minuten lang zu dehnen. Je symmetrischer wir werden, desto geringer ist das Risiko, eine Seite übermäßig zu beanspruchen und dadurch unter Schmerzen zu leiden. Das ist eigentlich ziemlich offensichtlich, wenn man einmal darüber nachdenkt.

Eine Sequenz gegen
SCHULTER- UND RÜCKENSCHMERZEN

Viele Menschen haben Probleme mit den Schultern, der Wirbelsäule und dem Nacken, wenn sie älter werden. Wenn wir diese Bereiche nicht dehnen, werden sie steif, es kommt zu Entzündungen und Verschleiß. Das könnte eine Operation notwendig machen – falls wir nicht schon eine hinter uns haben.

Der folgende Flow hilft, die Schultern und die Wirbelsäule zu lockern und diese Probleme hoffentlich zu verhindern.

Beginn: 4 Minuten lang Savasana

Spüren Sie Ihr Gewicht, entspannen Sie Ihren Kiefer. Spüren Sie Ihren Körper. Nehmen Sie ihn schrittweise bewusst wahr, von oben über den Nacken, die Schultern, den Rücken, die Wirbel, die Hüften und das untere Ende der Wirbelsäule.

Führen Sie die 4×4-Atmung von Seite 32 aus. Versuchen Sie, sich von allen äußeren Reizen zu lösen und sich auf das zu konzentrieren, was in Ihrem Körper, Ihrem Geist, Ihrer Psyche geschieht.

1. SCHMELZENDES HERZ

3 Minuten

Diese Haltung eignet sich wunderbar, um die Schultern und den Rücken zu öffnen sowie die Arme ganz auszustrecken. Sie baut Druck in der Brust ab und lockert die Muskeln im mittleren und unteren Rücken.

Ausgleichshaltung: Nehmen Sie den hingeworfenen Fisch ein und dehnen Sie jeden Arm etwa eine Minute lang, wenn Sie aus der Haltung herauskommen.

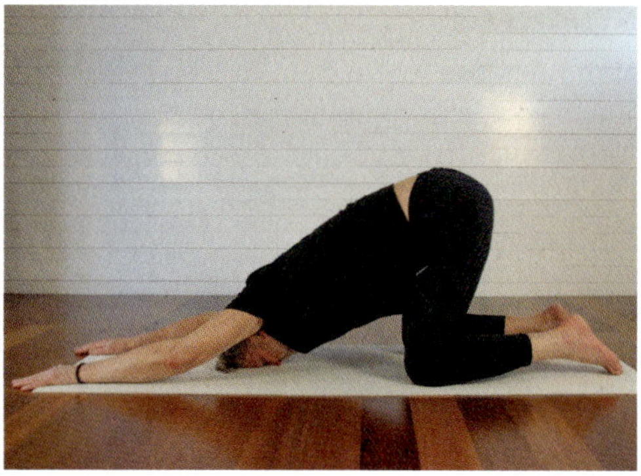

2. OFFENER FLÜGEL

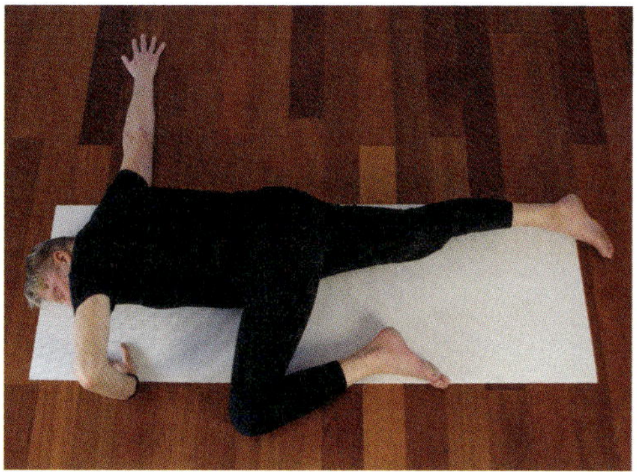

3 Minuten pro Seite
Diese Haltung mag ich sehr gern, weil sie meine Schultern nach hinten drückt und Verspannungen im Arm löst. Sie hilft mir auch gegen meinen Tennisellenbogen, weil sie die Sehnen meines Unterarms dehnt.

Ausgleichshaltung: »Nadel einfädeln«. Führen Sie im Vierfüßlerstand den linken Arm gestreckt am Boden zwischen dem rechten Knie und dem rechten Arm hindurch. Die linke Schulter ist abgelegt, der Kopf nach rechts gedreht.

3. SPHINX | SEEROBBE

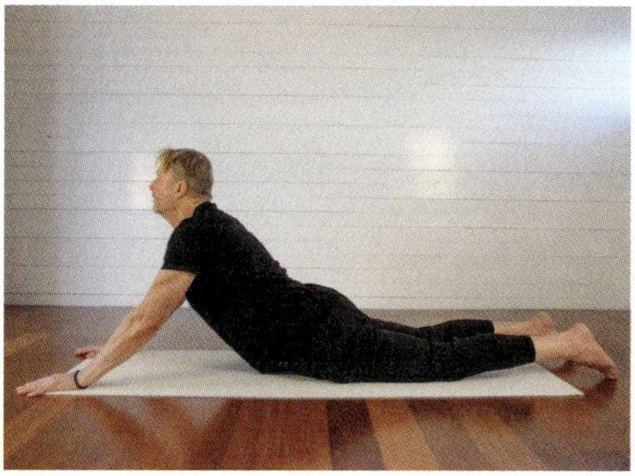

3–4 Minuten
Diese Haltung ist eine großartige Möglichkeit, um den unteren Rücken beweglicher zu machen. Wenn Sie Ihren unteren Rücken gesund erhalten, wirkt sich das auch auf den Rest der Wirbelsäule aus und verhilft Ihnen zu einer besseren Körperhaltung, sodass Sie keinen Rundrücken machen und den Kopf dabei hängen lassen.

Außerdem dehnt diese Haltung die Bauchmuskulatur. Wie wär's mit einem Sixpack mit 60?

Keine Lust auf Sphinx oder Seerobbe? Dann nehmen Sie die Brücke mit Unterstützung (Seite 44) ein.

Ausgleichshaltung: hingeworfener Fisch oder Kindhaltung

4. LIEGENDER SCHMETTERLING

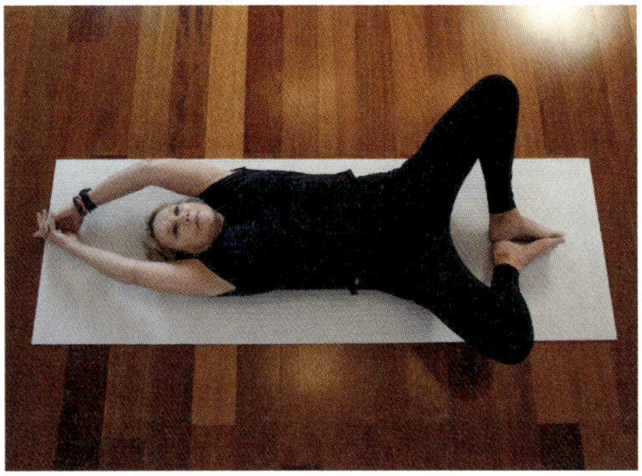

4 Minuten
Diese Haltung spricht die Bänder entlang der Rückseite der Wirbelsäule an, wenn Sie sich dabei hinlegen.

Es ist sinnvoll, einen Block oder eine Decke als Unterstützung zu verwenden. Wenn die Knochen gut unterstützt werden, entspannen sich die Muskeln.

Ausgleichshaltung: Tipi und Scheibenwischer sind großartige Ausgleichshaltungen.

5. LIBELLE (GRÄTSCHE)

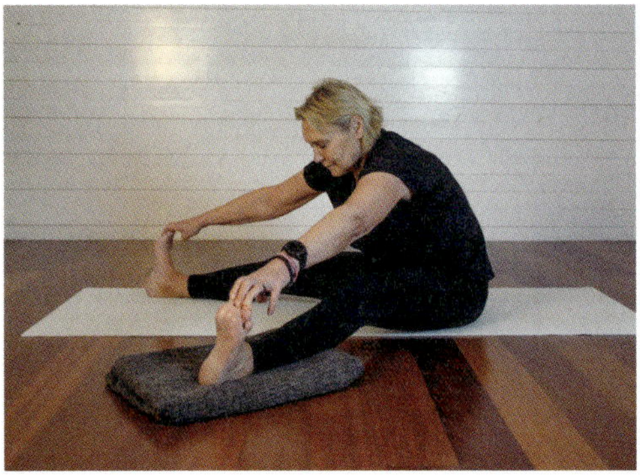

3 Minuten
Da Sie sich vorbeugen und gleichzeitig die Beine spreizen, erhöht diese Haltung die Beweglichkeit der Wirbelsäule und Hüften.

Spreizen Sie die Beine so weit, wie Ihre Grenze es zulässt. Sie können auch aufrecht sitzen bleiben und die linke Kopfseite mit der rechten Hand nach rechts ziehen und umgekehrt, um den Nacken und die Oberseite der Schultern zu lockern.

Ausgleichshaltung: Lehnen Sie sich nach hinten und stützen Sie sich auf die Ellenbogen. Lassen Sie die Beine gestreckt und bewegen Sie die Füße von einer Seite zur anderen.

6. DREHUNG IN RÜCKENLAGE | GEDREHTE WURZEL

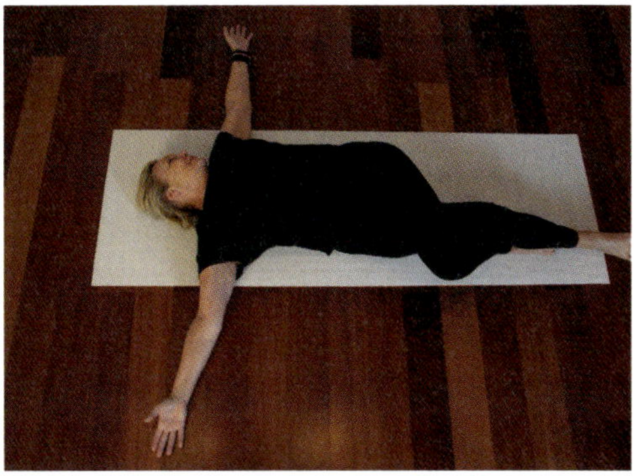

3 Minuten pro Seite

Dies ist eine wunderbare Dehnübung, um die Wirbelsäule in die Länge zu ziehen, zu entspannen und wieder richtig auszurichten. Lassen Sie die Schultern flach auf dem Boden liegen, um die Muskeln an der Brustvorderseite zu stimulieren und Verspannungen in den Schultern zu lösen.

Ausgleichshaltung: Nehmen Sie die Haltung auf der anderen Seite ein.

Ende: 5 Minuten lang Savasana

Während Sie sich in Savasana entspannen, denken Sie darüber nach, achtsamer zu werden. Die drei Gedanken, die hinter Achtsamkeit stecken, lauten:

1. **Leben Sie im Moment.** Versuchen Sie, offen und tolerant zu sein. Finden Sie Freude in einfachen Dingen.

2. **Akzeptieren Sie sich selbst.** Behandeln Sie sich so, wie Sie einen guten Freund oder eine gute Freundin behandeln würden.

3. **Konzentrieren Sie sich auf Ihren Atem,** wenn er in Ihren Körper hinein- und aus ihm herausströmt.

Eine Sequenz gegen
EINEN STEIFEN RÜCKEN UND ISCHIALGIE

Die häufigste Form von Rückenschmerzen sind haltungsbedingte Schmerzen, die durch inkorrektes Sitzen oder Heben entstehen. Sitzen – was wir stundenlang vor Computerbildschirmen oder beim Streamen von Serien tun –, führt dazu, dass sich unser Rücken verkrümmt. Laut dem Department of Ergonomics der Cornell University lastet beim Sitzen beinahe 90 Prozent mehr Druck auf unseren Bandscheiben als beim Stehen.

WAS IST ISCHIALGIE?

Ischialgie sind Schmerzen, die aus einer Reizung oder Entzündung des Ischiasnervs resultieren, der von der Lendenwirbelsäule nach unten durch die Beine verläuft. Die Schmerzen treten häufig beim Vorbeugen, Laufen oder Sitzen (vor allem während des Autofahrens) oder während anderer aktiver oder passiver Alltagsbewegungen auf.

WAS VERURSACHT ISCHIALGIE?

In der Medizin ist man sich einig, dass die häufigste Ursache für Ischialgie in der Wirbelsäule liegt. Dort kann es durch Bandscheibenprobleme zu direktem Druck auf die Wurzeln des Ischiasnervs kommen.

Eine weitere Ursache ist das sogenannte Piriformis-Syndrom, bei dem der birnenförmige Muskel *(Musculus piriformis)* verkürzt ist und dadurch auf den Ischiasnerv drückt. Dieser flache, schmale Muskel erstreckt sich von der Wirbelsäule über das Gesäß bis zur Oberseite der Oberschenkel.

Beginn: 4 Minuten lang Savasana

Savasana entspannt den Körper, kann die Körperhaltung verbessern und somit Ischialgie lindern.

Als Abwechslung zu Savasana können Sie die Pentagrammhaltung (Englisch: *pentacle pose*) einnehmen. Dabei sind die Arme in Rückenlage etwa auf Schulterhöhe zur Seite abgelegt und die Beine leicht gespreizt, sodass sich die Füße links und rechts neben der Matte befinden.

1. RAUPE

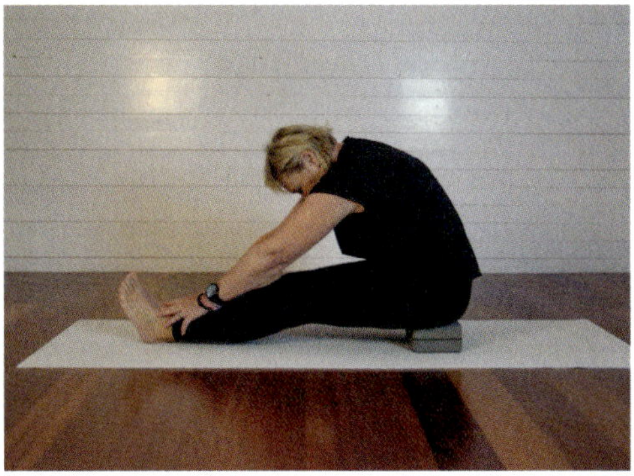

3 Minuten
Die Raupe entlastet den unteren Rücken und den Ischiasnerv. Sie lindert auch Rückenschmerzen, weil dabei das Becken leicht rotiert wird.

Ausgleichshaltung: Ziehen Sie die Knie zur Brust und umfassen Sie sie mit den Händen.

2. KINDHALTUNG MIT GEÖFFNETEN KNIEN

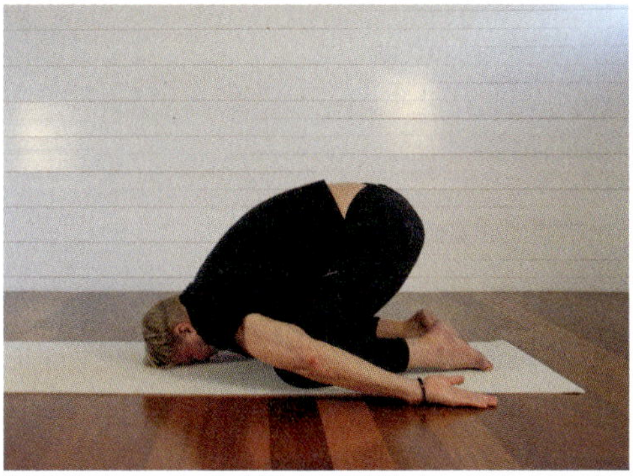

4 Minuten
Die Kindhaltung hilft, die Wirbelsäule in die Länge zu ziehen, wodurch der untere Rücken, die Hüften und Oberschenkel flexibler werden. Gleichzeitig dehnt sie die Muskeln um den Nerv herum.

Ausgleichshaltung: Katze/Kuh. Hierfür kommen Sie in den Vierfüßlerstand. Die Handgelenke sind unter den Schultern platziert, die Knie direkt unter den Hüften. Machen Sie mit dem Einatmen den Rücken so rund wie möglich und schauen Sie Richtung Beine. Mit dem Ausatmen drücken Sie den Rücken in ein Hohlkreuz und blicken leicht nach vorn oben. Wiederholen Sie die Bewegung mehrere Male.

3. SCHLAFENDER SCHWAN | FIGURE FOUR

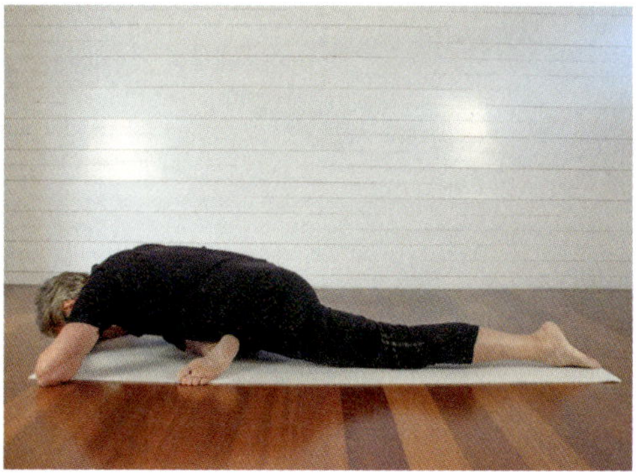

4 Minuten pro Seite
Diese Dehnung kann zur Linderung von Ischialgie beitragen, indem sie das vordere Bein nach außen rotiert und dadurch den Quadrizeps, den Hüftbeuger, den *Tractus iliotibialis* und den *Musculus piriformis* dehnt.

Ausgleichshaltung: herabschauender Hund

4. SCHNÜRSENKEL | HALBER SCHNÜRSENKEL

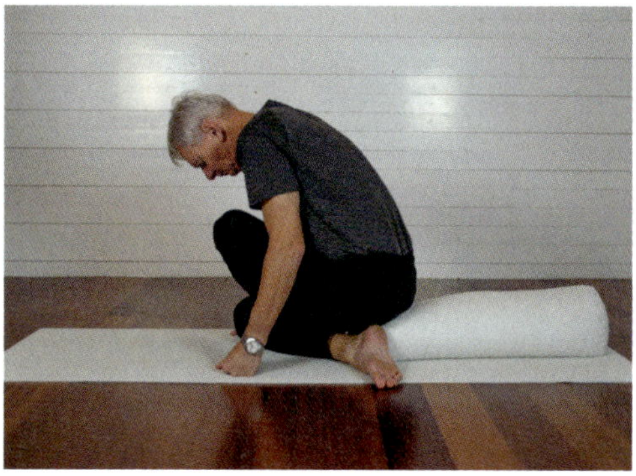

4 Minuten oder 2 Minuten pro Seite
Der Schnürsenkel hilft, den unteren Rücken zu entlasten und den Ischiasnerv zu entspannen.

Ausgleichshaltung: Reh

5. LIBELLE (GRÄTSCHE)

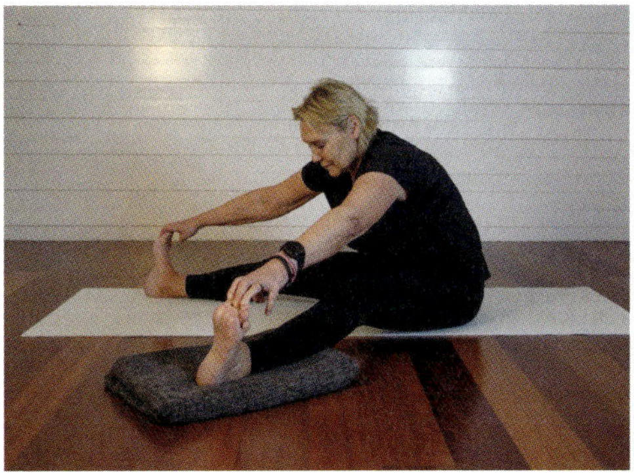

4 Minuten

Eine verspannte rückseitige Oberschenkelmuskulatur belastet den unteren Rücken und kann Rückenschmerzen und Ischialgie verursachen oder verschlimmern. Diese Haltung dehnt die Oberschenkelrück- und -innenseiten und erhöht dadurch die Hüftbeweglichkeit, was Rückenschmerzen lindern sollte.

Ausgleichshaltung: Scheibenwischer

Ende: 5 Minuten lang Savasana

Genießen Sie fünf Minuten lang tiefe Entspannung und Ruhe, die Verspannungen in Ihrem Körper lösen und Schmerzen lindern. Versuchen Sie einmal, Ihre Knie und/oder den unteren Rücken mit einer Decke oder einem Bolster zu stützen, um die Entspannung noch zu vertiefen und den Rücken und die Nerven zu entlasten. Wie fühlt sich Ihr Rücken nun an?

Eine Sequenz
FÜR GOLFSPIELER

Werden die Fairways immer länger, je älter Sie werden? Zwickt Ihr Rücken ab Loch 14? Dann probieren Sie einmal diese Sequenz speziell für Golfspielerinnen und -spieler aus. Sie macht Ihre Bewegungen geschmeidiger und verhilft sowohl Ihrem Körper als auch Ihrem Driver zu mehr Schwung.

Führen Sie einige der folgenden Übungen durch, um Ihr Golfspiel zu verbessern.

Beginn: 4 Minuten lang Savasana

Versuchen Sie, die Augen geschlossen zu halten. Entspannen Sie sich. Atmen Sie tief ein und aus, um die Faszien zu lösen.

1. LIEGENDER SCHMETTERLING

3 Minuten
Der liegende Schmetterling eignet sich wunderbar, um den unteren Rücken zu dehnen und die Beckenrotation für den Abschwung (Downswing) und die Ansprechposition (Setup) zu erhöhen, indem die Arme ausgestreckt werden.

Ausgleichshaltung: Tipi oder Scheibenwischer

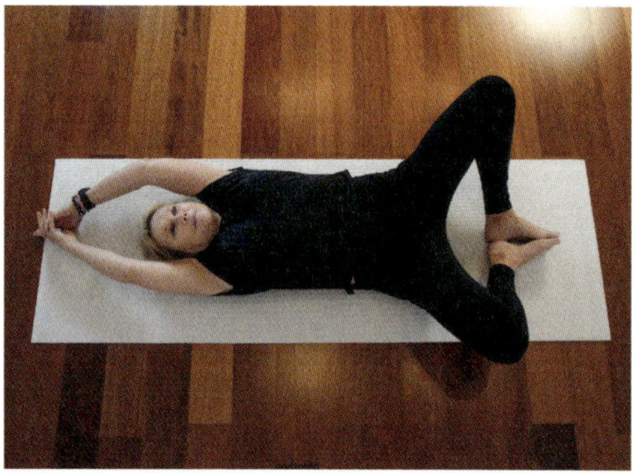

2. SCHMELZENDES HERZ

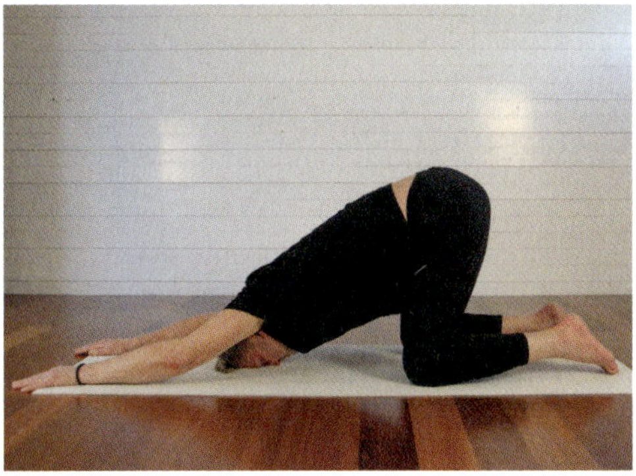

3 Minuten

Diese Haltung öffnet die Schultern und den oberen Rücken und dehnt die Arme. Davon profitieren Sie bei der Einleitung des Schwungs (Take-away) und beim Abschwung.

Ausgleichshaltung: Kindhaltung

3. OFFENER FLÜGEL

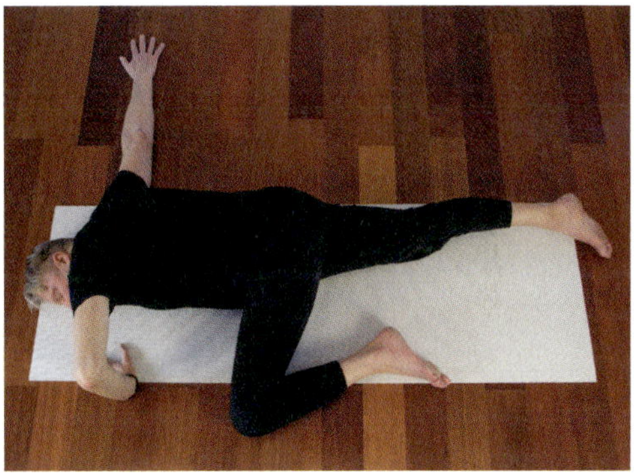

3 Minuten pro Seite

Der offene Flügel spricht die tieferen Gewebe der Schultern an und löst Verspannungen, sogar in den Hüften. Die Haltung ist ideal für alle Aspekte des Golfschwungs.

Ausgleichshaltung: »Nadel einfädeln«. Führen Sie im Vierfüßlerstand den linken Arm gestreckt am Boden zwischen dem rechten Knie und dem rechten Arm hindurch. Die linke Schulter ist abgelegt, der Kopf nach rechts gedreht.

4. SPHINX | SEEROBBE

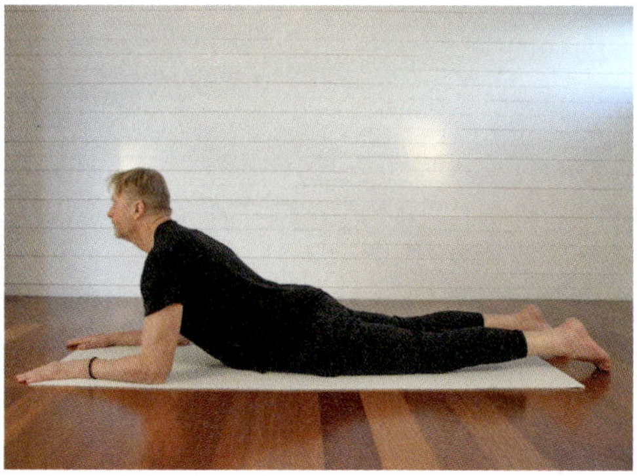

3 Minuten
Diese Übungen verbessern die Körperhaltung, indem sie die Vorderseite des Rumpfs und die Bauchmuskulatur dehnen. Das hilft Ihnen bei der Rotation während des gesamten Schwungs.

Ausgleichshaltung: hingeworfener Fisch

5. DRACHE | EIDECHSE

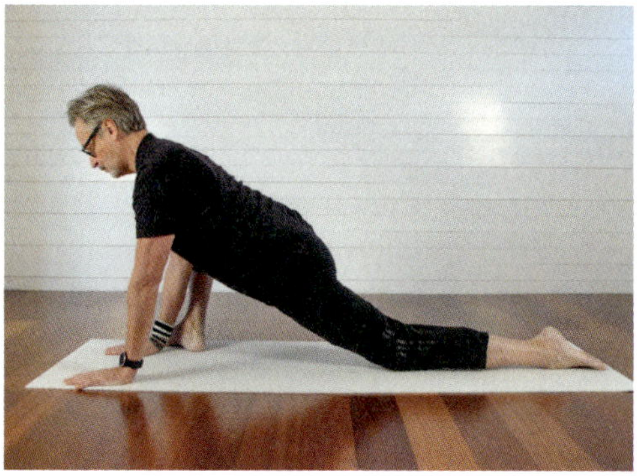

3 Minuten pro Seite
Die Drachenpositionen sprechen den Hüftbeuger und den Quadrizeps an. Das hilft Ihnen bei der Rotation und erhöht die Schlägerkopfgeschwindigkeit im Treffmoment.

Ausgleichshaltung: Bewegen Sie sich im Vierfüßlerstand nach vorn und hinten.

6. LIBELLE (GRÄTSCHE)

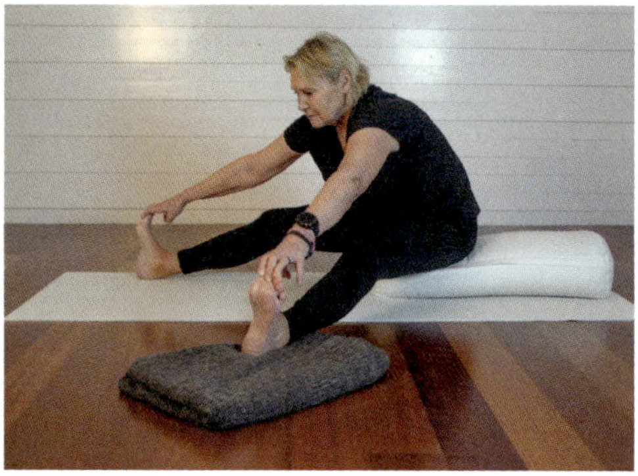

3 Minuten
Die Libelle erhöht die Hüftbeweglichkeit. Das hilft Ihnen, vor dem Schwung die richtige Haltung einzunehmen und sie während des Schwungs beizubehalten.

Ausgleichshaltung: Lehnen Sie sich nach hinten und bewegen Sie die Füße von einer Seite zur anderen.

7. SCHWAN | SCHLAFENDER SCHWAN

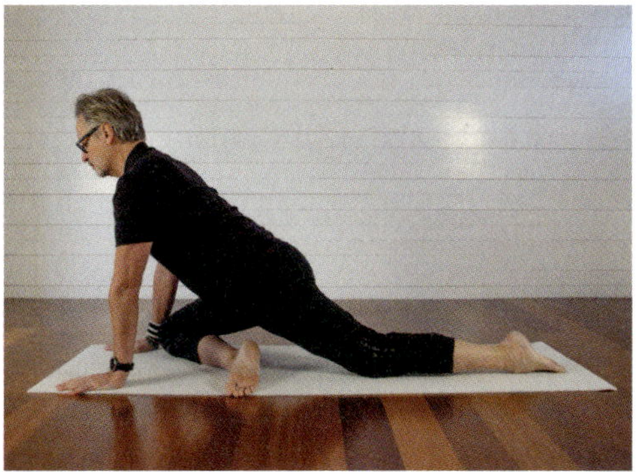

3 Minuten pro Seite oder Figure Four
Indem Sie das vordere Bein nach außen rotieren, entlasten Sie die Knie und Hüften, was Ihnen während des gesamten Golfschwungs bei der Rotation hilft.

Ausgleichshaltung: herabschauender Hund

8. DREHUNG IN RÜCKENLAGE

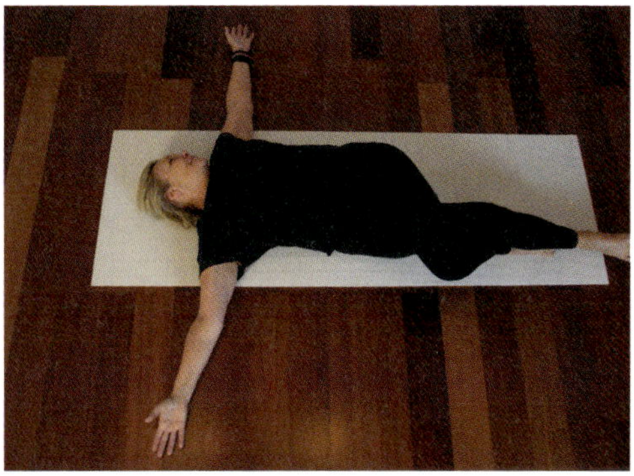

3 Minuten pro Seite
Hüften und Rumpf während dieser Dehnübung in die entgegengesetzte Richtung zu bewegen, ist perfekt, um Ihre Schläge ein paar Meter zu verlängern.

Ausgleichshaltung: Nehmen Sie die Position auf der anderen Seite ein.

Ende: beliebig lang Savasana

Wie fühlt sich die linke Seite an? Wie die rechte?

Wir sprechen davon, unserem Körper wieder mehr Symmetrie zu verleihen. Mehr Symmetrie bedeutet weniger Schmerzen und mehr Spaß auf dem Golfplatz, weil unsere Hüften, unser Rücken, unsere Beine, Schultern und Knie besser ausgerichtet sind. Viel Spaß beim nächsten Golfspiel!

Eine Sequenz
FÜR WALKER UND WANDERER

Wandern Sie gern, aber Ihre Beine machen das nicht mehr mit? Mit fortschreitendem Alter verspannt sich vor allem die untere Hälfte unseres Körpers: Vom Bauchnabel abwärts verlieren wir an Beweglichkeit.

Wenn wir Yin Yoga praktizieren, stimulieren wir das Wachstum von sogenannten Fibroblasten. Diese Zellen sind verantwortlich für die Produktion von Kollagen, Elastin und der Moleküle, die unsere Gelenke und Gewebe schmieren. Das Schmieren unserer Gewebe ermöglicht unseren Gelenken, sich zu bewegen, und unseren Faszien, leichter zu gleiten. Als Folge fühlen wir uns lockerer und können Spaziergänge mehr genießen.

Die folgende Sequenz spricht den Quadrizeps, die Oberschenkelinnen- und -rückseiten, den Hüftbeuger und die Hüftgelenke an, damit Sie längere Wanderungen unternehmen können, ohne sich dabei so steif zu fühlen.

Vergessen Sie nicht: Falls Sie in einer Haltung Schmerzen haben, gehen Sie nicht so tief in die Übung hinein oder kommen Sie direkt aus ihr heraus.

Beginn: 5 Minuten lang Savasana

Probieren Sie die Bauchatmung (Seite 32) aus. Heben Sie dazu bei der Einatmung die Bauchdecke an. Führen Sie einen kurzen Body Scan durch und machen Sie die Wirbelsäule so lang wie möglich.

1. SCHMETTERLING

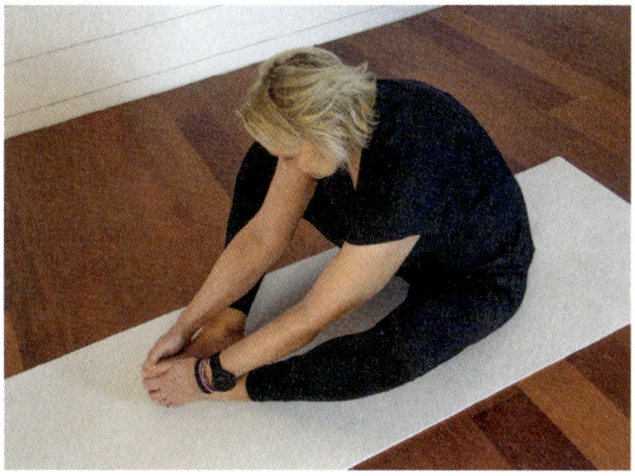

4 Minuten
Der Schmetterling dehnt die Oberschenkelinnenseiten, Leisten, Knie und die rückseitige Oberschenkelmuskulatur. Er spricht auch die Bänder an der Rückseite der Wirbelsäule an, wodurch Sie länger auf den Beinen sein können.

Ausgleichshaltung: Lehnen Sie sich nach hinten, halten Sie die Füße geschlossen und bewegen Sie sie von einer Seite zur anderen.

2. LIBELLE (GRÄTSCHE)

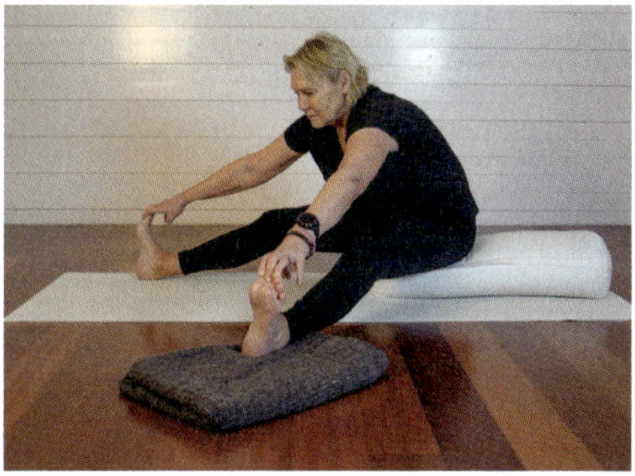

3 Minuten
Diese Haltung fördert die Beweglichkeit der Hüften und dehnt die Oberschenkelinnenseiten, -rückseiten, die Wirbelsäule und die Bauchmuskulatur. Dadurch werden Spaziergänge – oder das Leben nach dem Spaziergang – angenehmer.

Ausgleichshaltung: Lehnen Sie sich nach hinten und bewegen Sie die Füße von einer Seite zur anderen.

3. SCHLAFENDER SCHWAN | FIGURE FOUR

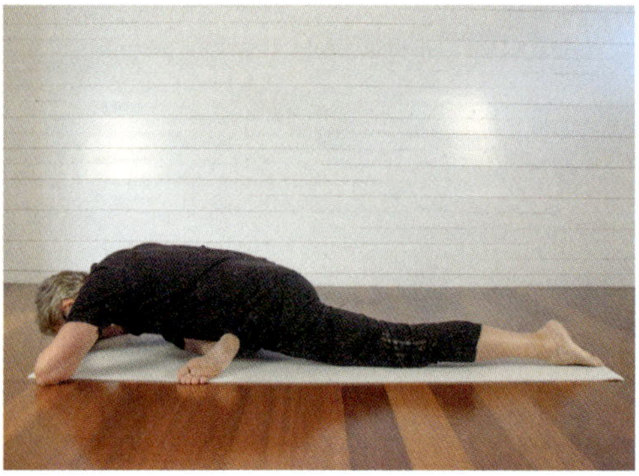

4 Minuten pro Seite
Diese Haltung spricht den *Tractus iliotibialis* an. Dadurch trägt sie zu einer Linderung von Knie- und Hüftproblemen bei und erhöht den Spaß beim Wandern.

Ausgleichshaltung: herabschauender Hund

4. SCHNÜRSENKEL

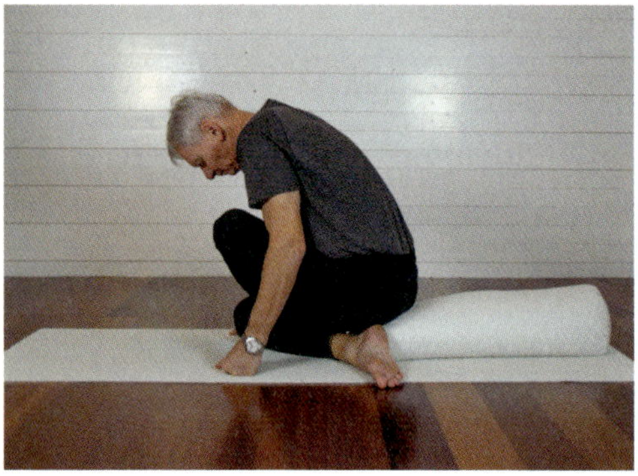

3 Minuten pro Seite
Der Schnürsenkel dehnt die Oberschenkelinnenseiten und die Leiste und lockert die Hüften. Beweglichere Hüften erleichtern das Gehen.

Ausgleichshaltung: Tipi oder Scheibenwischer

5. SATTEL

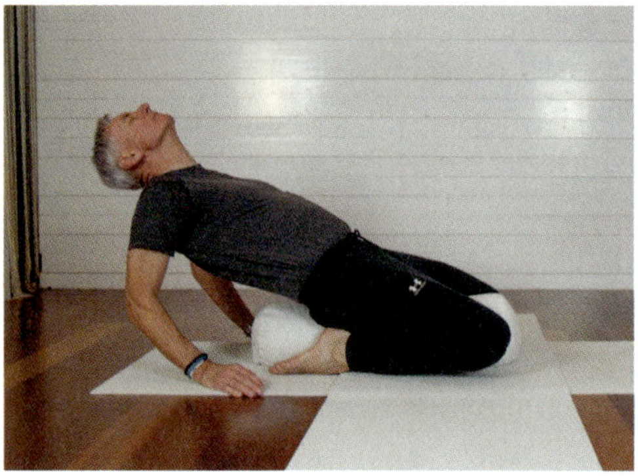

3 Minuten
Diese Haltung fällt mir schwer, aber sie hilft mir sehr, weil sie meinen Hüftbeuger und Quadrizeps wunderbar dehnt. Sie ist ideal für Menschen, die viel stehen oder gehen.

Ausgleichshaltung: Entspannen Sie sich kurz in Savasana. Ziehen Sie dann gleichzeitig oder abwechselnd die Knie zur Brust, um den unteren Rücken zu lockern.

6. BANANASANA

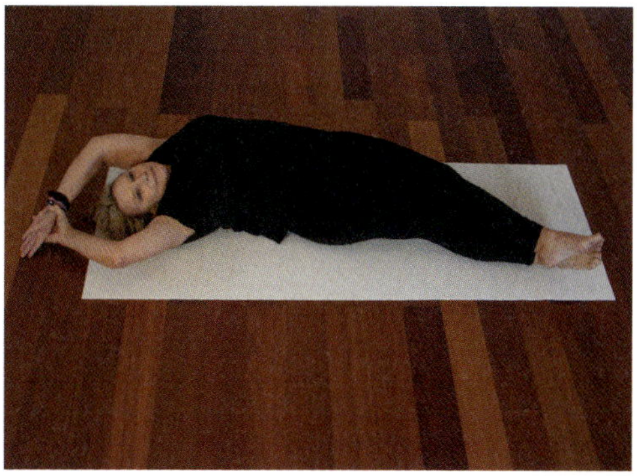

3 Minuten pro Seite

Erst die eine, dann die andere Seite komplett zu dehnen, nimmt Spannung von der gesamten Seite, einschließlich der Beine. Vor oder nach einer langen Wanderung ist diese Übung daher perfekt.

Ausgleichshaltung: Ziehen Sie die Knie zur Brust und umfassen Sie sie oder lassen Sie sie kreisen.

Ende: beliebig lang Savasana

Achten Sie darauf, wie Ihr Körper sich jetzt anfühlt. Hoffentlich fühlen Sie sich deutlich beweglicher.

Eine Sequenz
FÜR BESSEREN SCHLAF

Es geht nichts über guten Schlaf, um sich den ganzen Tag über besser zu fühlen. Der Körper ruht sich aus und regeneriert sich, während das Immunsystem gestärkt und Krankheiten vorgebeugt wird. Außerdem kann ausreichender Schlaf dabei helfen, Depressionen zu vermeiden und das Gedächtnis zu verbessern.

Aber wenn Sie sich gar nicht mehr erinnern können, wann Sie das letzte Mal genug geschlafen haben, probieren Sie einmal den folgenden Flow aus, der Sie ins Land der Träume geleiten wird. Sie müssen nicht jede Haltung einnehmen, sondern nur diejenigen, von denen Sie glauben, dass Sie Ihnen beim Einschlafen helfen können.

Beginn: 4 Minuten lang Savasana

Dieser langsame Beginn einer jeden Yin-Yoga-Einheit hilft Ihrem Körper, zur Ruhe zu kommen, und bringt ihn wieder in sein natürliches Gleichgewicht. Üben Sie die Ujjayi-Atmung (Meeresrauschen-Atmung, Seite 32) und entspannen Sie sich immer mehr.

1. KINDHALTUNG

3 Minuten
Die Kindhaltung ist die perfekte Möglichkeit, den Geist zu entspannen und zu beruhigen und gleichzeitig die Wirbelsäule angenehm zu dehnen.

Ausgleichshaltung: Vierfüßlerstand

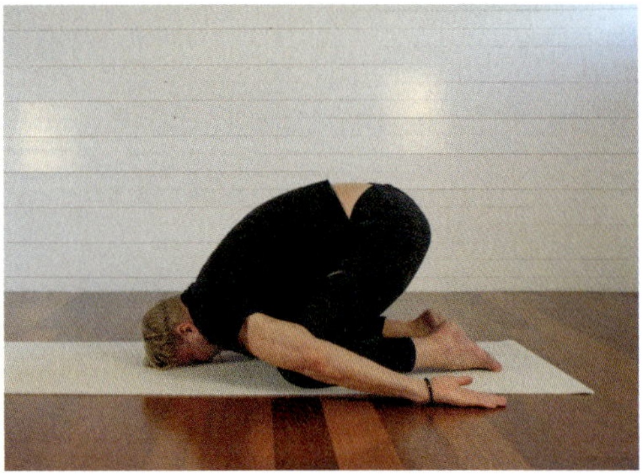

2. FROSCH

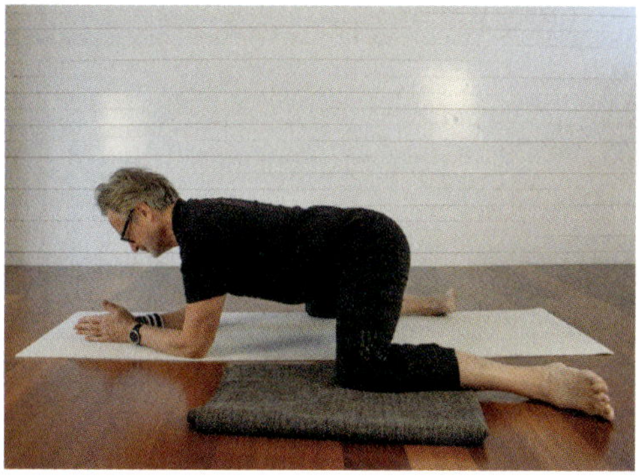

3 Minuten
Dieser wunderbare Hüftöffner hilft, die Oberschenkelinnenseiten zu dehnen, verbessert den Bewegungsumfang und lindert Verspannungen im unteren Rücken. Das sollte Ihnen zu besserem Schlaf verhelfen.

Ausgleichshaltung: Legen Sie sich auf den Rücken und ziehen Sie die Knie zur Brust.

3. BRÜCKE MIT UNTERSTÜTZUNG

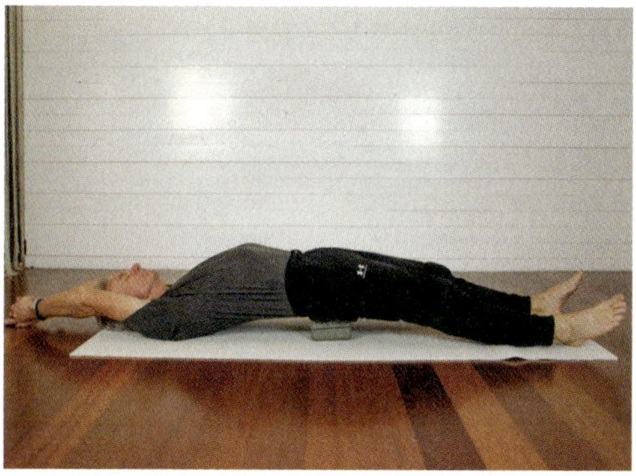

3 Minuten
Die Brücke mit Unterstützung hilft, Kopfschmerzen zu lindern, beruhigt die Nerven und fördert Entspannung. Nutzen Sie Hilfsmittel wie Bolster und Decken, um Ihre Hüften, Knie und Füße zu stützen, wenn Sie möchten.

Ausgleichshaltung: Ziehen Sie die Knie zur Brust und umfassen Sie sie.

4. REH

3 Minuten pro Seite

Dieser erholsame Hüftöffner eignet sich gut, um Druck und Verspannungen in der Hüfte und im unteren Rücken zu lindern. Warum legen Sie sich dabei nicht auf ein Bolster und fangen an zu träumen?

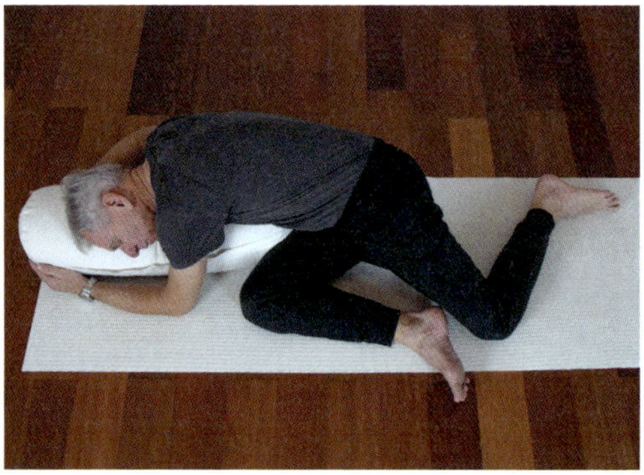

Ausgleichshaltung: Scheibenwischer

5. HAPPY BABY

3 Minuten

Happy Baby lindert Rückenschmerzen und kann Stress oder Unruhe abbauen. Wie alle Yin-Yoga-Übungen senkt auch diese die Herzfrequenz, was das Einschlafen erleichtert.

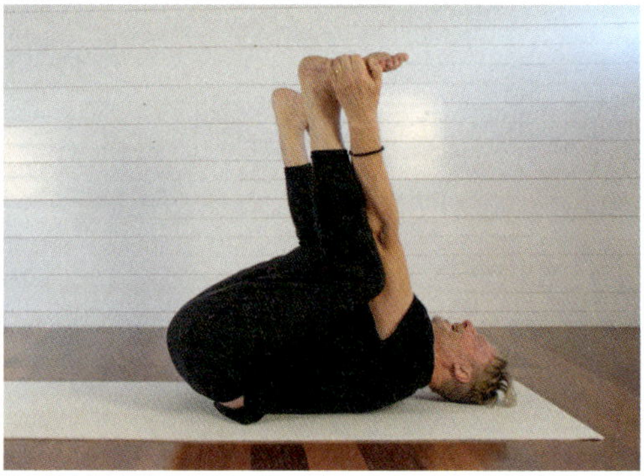

Ausgleichshaltung: Kindhaltung

6. RAUPE AN DER WAND

3 Minuten

Die Raupe an der Wand ist das perfekte Gegenmittel gegen einen langen Tag auf den Beinen. Die Haltung eignet sich gut, um Ihren Körper zu beruhigen und innere Anspannung abzubauen, was sehr wichtig für guten Schlaf ist.

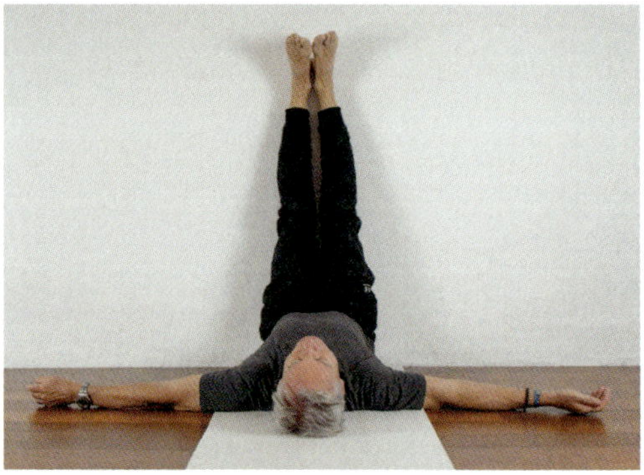

Ausgleichshaltung: Senken Sie die Beine direkt in den Schmetterling an der Wand.

7. SCHMETTERLING AN DER WAND

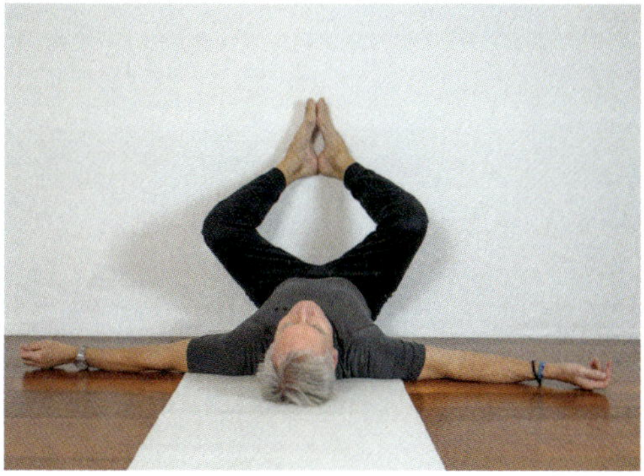

3 Minuten
Genießen Sie die Entspannung an der Wand. Mit den Beinen den Schmetterling einzunehmen, aber über dem Kopf, und dabei kontrolliert zu atmen, ist eine wunderbare Möglichkeit, Körper und Geist zu entschleunigen.

Beide Übungen an der Wand für sich genommen sind tolle Möglichkeiten, sich auf das Zubettgehen einzustimmen. Nutzen Sie Hilfsmittel, um es sich dabei so bequem wie möglich zu machen.

8. DREHUNG IN RÜCKENLAGE

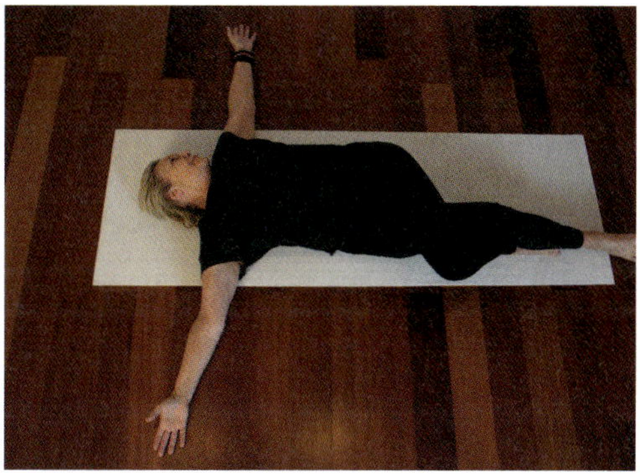

3 Minuten pro Seite
Genießen Sie diese sanfte Drehbewegung der Wirbelsäule, die Verspannungen im Rücken lindert.

Ausgleichshaltung: Nehmen Sie die Haltung auf der anderen Seite ein.

Ende: 5 Minuten lang Savasana

Atmen Sie in dieser Haltung tief ein und aus, um Ihre Sorgen loszulassen. Konzentrieren Sie sich auf sich selbst, auf Ihren Körper und Geist.

Trinken Sie jetzt noch eine Tasse Kräutertee und schlafen Sie anschließend gut.

Eine Sequenz
FÜR GESÜNDERE KNIE UND HÜFTEN

Unsere Knie und Hüften nutzen wir ein Leben lang, wodurch sie stark belastet werden und vielleicht bald verschleißen – falls das nicht bereits passiert ist.

Die folgende Sequenz trägt dazu bei, den Geweben, die für die Fortbewegung am wichtigsten sind, wieder mehr Flexibilität zu verleihen, damit Sie nichts stoppen kann – auch wenn Sie schon das ein oder andere künstliche Gelenk haben.

Beginn: 4 Minuten lang Savasana

Genießen Sie die Ruhe, bevor Sie mit der Sequenz beginnen. Denken Sie vor allem an Ihre Hüften und Knie. Gibt es einen Bereich, der besonders steif ist? Ich persönlich spüre die Außenseite meines linken Knies, aber wenn ich mich darauf konzentriere, merke ich, dass eigentlich meine linke Leiste verspannt ist. Wenn ich die Leiste lockere, entlaste ich mein Knie.

1. SCHMETTERLING

3 Minuten
Der Schmetterling dehnt die Muskulatur im Bereich der Knie und Oberschenkel, was die Beweglichkeit fördert und Schmerzen lindert.

Ausgleichshaltung: Reh

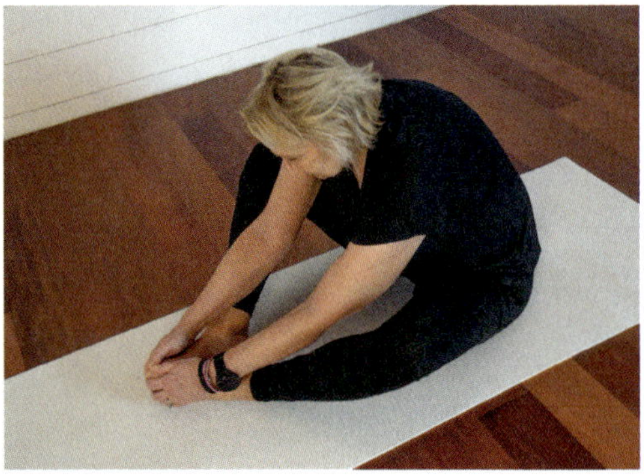

2. SPHINX | SEEROBBE

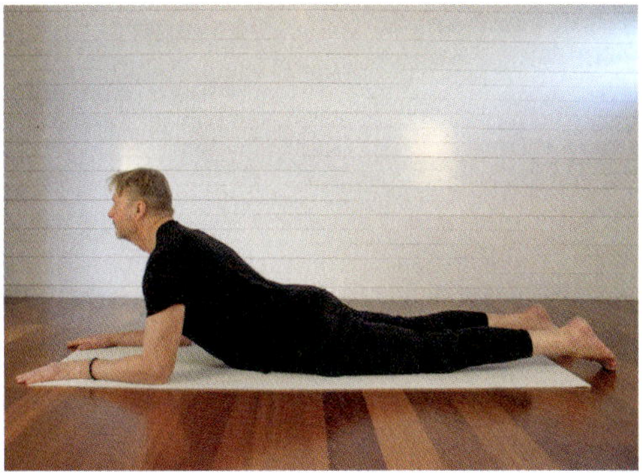

3 Minuten

Diese Übungen erhöhen den Bewegungsumfang in den Gelenken, was Hüften und Knie entlastet und Schmerzen lindert. Seien Sie vorsichtig, falls Sie Rückenprobleme haben. Finden Sie Ihre Grenze, aber überschreiten Sie sie nicht.

Ausgleichshaltung: Kindhaltung

3. TIEFE HOCKE

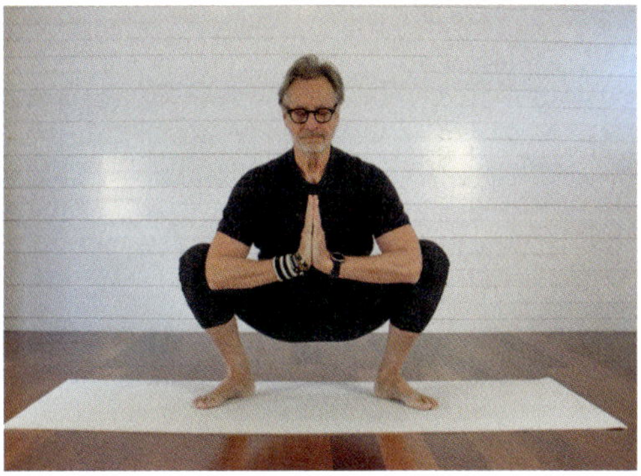

So lange, wie es sich angenehm anfühlt

Diese Haltung ist eine wunderbare Möglichkeit, Hüften, Fußgelenke und Knie zu entlasten. Falls Ihnen Hocken schwerfällt, können Sie sich an einem Tischbein oder einer Treppe festhalten.

Ausgleichshaltung: stehende Vorbeuge

4. SCHLAFENDER SCHWAN

3 Minuten pro Seite
Die Hüftbeuger zu strecken und den *Tractus iliotibialis* zu dehnen, entlastet diese wichtigen Muskeln und Gelenke. Für mehr Komfort können Sie das Gesäß oder die Seite des gebeugten Beins auf einem Bolster ablegen.

Ausgleichshaltung: herabschauender Hund

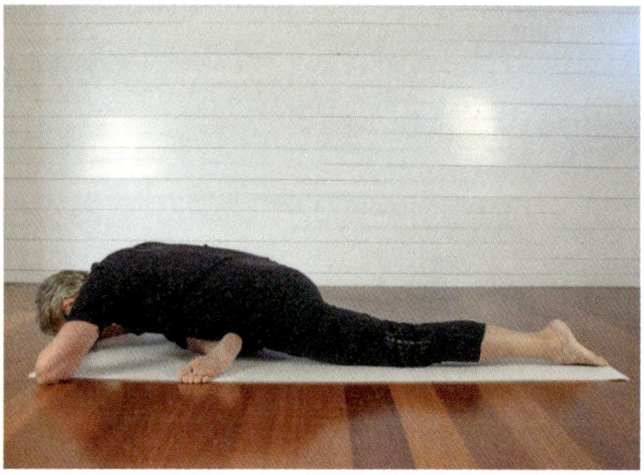

5. HALBER SATTEL

3 Minuten pro Seite
Diese Haltung eignet sich gut, um den Hüftbeuger und den Quadrizeps zu dehnen, was Verspannungen in allen Gelenken der unteren Körperhälfte lockert.

Ausgleichshaltung: Drehung in Rückenlage, drei Minuten pro Seite

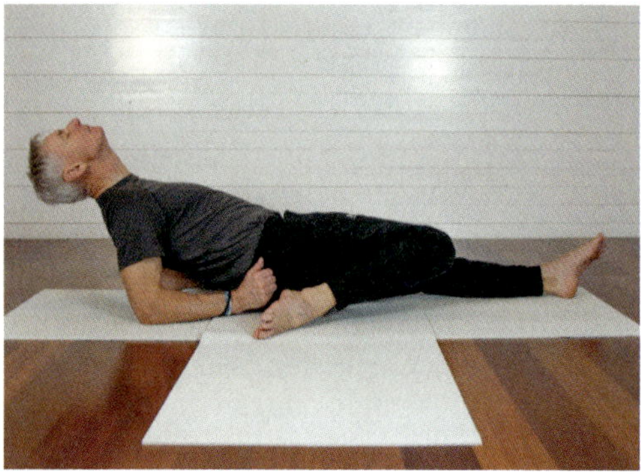

6. DREHUNG IN RÜCKENLAGE

3 Minuten pro Seite
Diese wunderbare Haltung mit Hüftrotation dehnt die Sehnen an der Beinaußenseite, die zum Knie führen, und öffnet gleichzeitig die Hüfte. Damit sie sich noch erholsamer anfühlt, können Sie die Knie auf einem Bolster ablegen. Für noch mehr Entspannung in dieser Position können Sie auch ein Kissen oder einen Block zwischen die Knie legen.

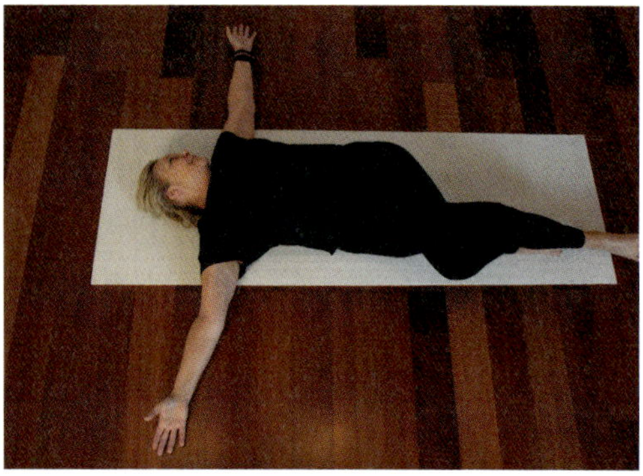

Ende: beliebig lang Savasana

Savasana entspannt das Gewebe im Bereich der Hüft- und Kniegelenke. Fünf Minuten oder länger in dieser Haltung zu bleiben, baut Stress ab und hilft Ihnen, sich wieder wacher zu fühlen.

Eine 30-minütige Sequenz
ZUR VERDAUUNGSFÖRDERUNG

Sie fragen sich vielleicht, ob Ihre Kopfschmerzen, Ihr aufgeblähter Bauch und/oder Sodbrennen etwas mit Ihrer Ernährung zu tun haben. Diese Annahme stimmt wahrscheinlich, vor allem da unser Körper mit fortschreitendem Alter länger braucht, um die Nahrung zu verarbeiten, die wir zu uns nehmen.

Manche Yin-Yoga-Haltungen können bei Magenproblemen helfen, indem sie Stress abbauen und das Nervensystem stimulieren, das für Ausruhen und Verdauen verantwortlich ist. Jede Übung, bei der die Bauchmuskeln gedehnt oder rotiert werden, kann die Verdauung regulieren, da Magen und Darm dabei sanft massiert werden.

Beginn: 5 Minuten lang Savasana

Savasana entschleunigt Geist und Körper vor Beginn der Sequenz. Sie aktiviert das parasympathische Nervensystem.

1. BRÜCKE MIT UNTERSTÜTZUNG

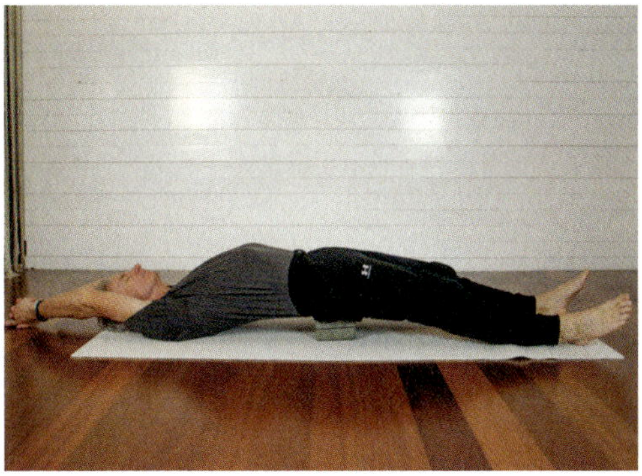

4 Minuten
Diese Haltung ist eine gute Möglichkeit, die Bauchmuskulatur zu dehnen. Sie hilft, die Schilddrüse zu stimulieren, was den Stoffwechsel verbessern kann.

Ausgleichshaltung: Ziehen Sie die Knie zur Brust und umfassen Sie sie zwei Minuten lang.

2. TIEFE HOCKE

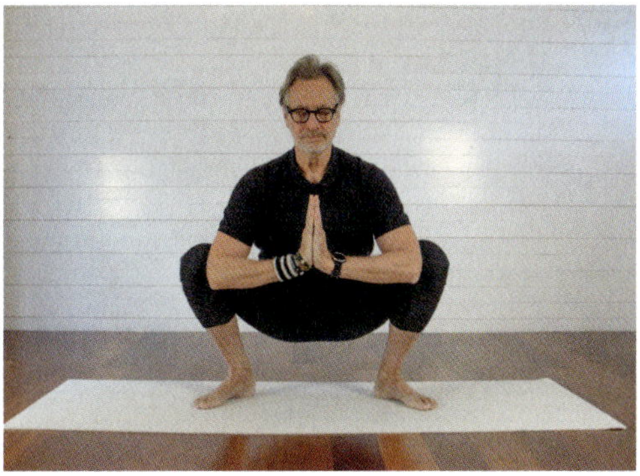

2–3 Minuten
Auch wenn Hocken schwierig sein kann, sorgt es dafür, dass das Blut etwas schneller durch den Körper strömt, was die Durchblutung verbessert und bei der Passage von Nahrung hilft.

Ausgleichshaltung: Die stehende Vorbeuge ist eine perfekte Ausgleichshaltung zur tiefen Hocke, da sie die rückseitige Oberschenkelmuskulatur und die Hüften dehnt. Wenn Sie aus der stehenden Vorbeuge herauskommen, stimulieren Sie die Versorgung mit frischem Blut, Nährstoffen und Sauerstoff, was die Verdauung verbessert und den Stoffwechsel fördert.

3. DREHUNG IN RÜCKENLAGE

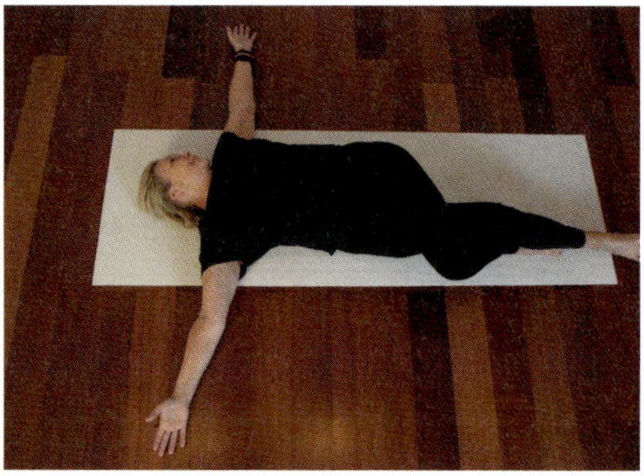

3 Minuten pro Seite
Das ist die perfekte Haltung, um mögliche Verkrampfungen im Bauch zu lösen, ihn zu entspannen und Nahrung passieren zu lassen. Sie eignet sich gut, um vor dem Zubettgehen den Magen zu entspannen.

4. KINDHALTUNG

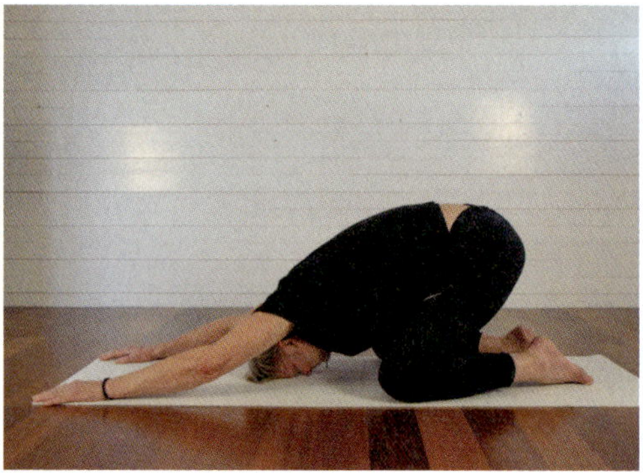

3 Minuten
Eine weitere tolle Haltung, um Ihnen beim Entspannen zu helfen und den Darm seine Arbeit verrichten zu lassen.

Ausgleichshaltung: Katze/Kuh. Hierfür kommen Sie in den Vierfüßlerstand. Die Handgelenke sind unter den Schultern platziert, die Knie direkt unter den Hüften. Machen Sie mit dem Einatmen den Rücken so rund wie möglich und schauen Sie Richtung Beine. Mit dem Ausatmen drücken Sie den Rücken in ein Hohlkreuz und blicken leicht nach vorn oben. Wiederholen Sie die Bewegung mehrere Male.

Ende: 5 Minuten lang Savasana

Legen Sie sich hin, entspannen Sie sich und spüren Sie, dass Sie Ihrem Bauch gerade etwas Gutes getan haben. Genießen Sie den Rest des Tages – oder freuen Sie sich aufs Schlafen, da Ihr Bauch Sie nun wahrscheinlich nicht mehr davon abhalten wird.

Eine Sequenz
FÜR SKIFAHRER

Rauschen Sie noch immer gern schneebedeckte Hänge hinunter und carven auf frisch präparierten Pisten? Die sanften Dehn- und Kräftigungsübungen aus dem Yin Yoga sind Ihre Möglichkeit, Ihre Skikarriere um viele Jahre zu verlängern.

Der folgende Flow konzentriert sich auf die Knie, Fußgelenke und Hüften und macht Sie fit für alle Pisten oder Wetterbedingungen, die Sie erwarten könnten. Je nach Lust können Sie ein paar oder alle der folgenden Übungen entweder vor oder nach dem Skifahren ausprobieren – oder beides! Der Schnee kann kommen.

Beginn: 5 Minuten lang Savasana

Denken Sie darüber nach, ob Sie konkrete Probleme mit den Knien, Fußgelenken oder Hüften haben, und finden Sie heraus, ob Sie sich einer Körperseite stärker widmen müssen.

1. FUSSGELENKDEHNUNG

1–3 Minuten
Diese Übung kräftigt Ihre Fußgelenke, damit Ihre Füße in den Skistiefeln gesund bleiben. Auch wenn die Fußgelenke häufig in Stiefeln stecken, gilt: Je flexibler sie sind, desto besser können Sie Kurven ausfahren und die Ski kanten und desto mehr Spaß werden Sie auf der Piste haben.

Ausgleichshaltung: herabschauender Hund

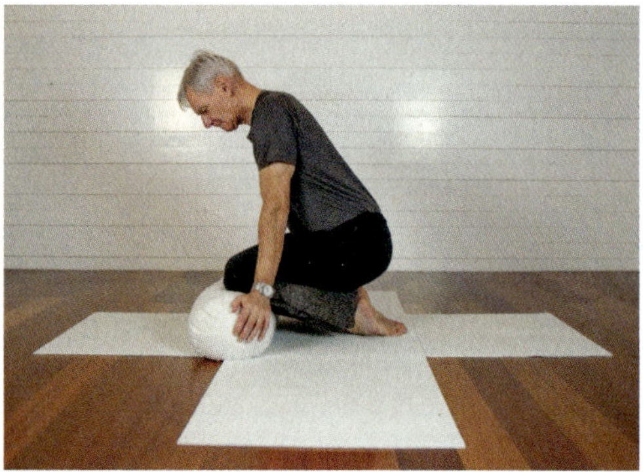

2. DRACHE | EIDECHSE

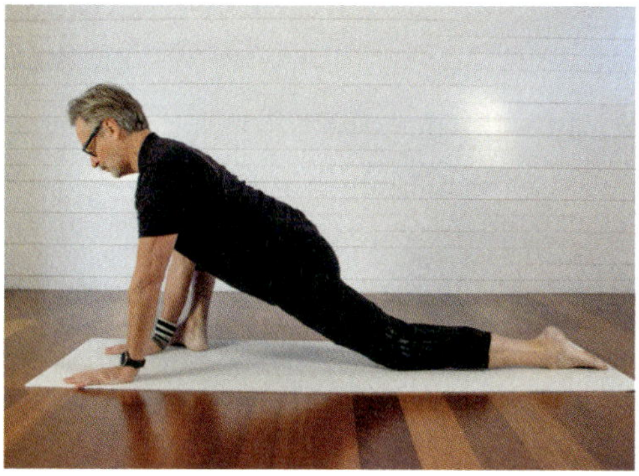

3 Minuten pro Seite

Unabhängig davon, welche Drachenvariante Sie einnehmen, dehnt sie den Hüftbeuger und macht Sie auf der Buckelpiste beweglicher. Der Hüftbeuger verleiht Ihnen die Fähigkeit, bei der Abfahrt auf der Skipiste die Kräfte zu absorbieren, die auf Ihren Körper wirken, ohne den unteren Rücken zu stark zu belasten.

Ausgleichshaltung: Kindhaltung. Diese ist für Skifahrerinnen und Skifahrer großartig, weil sie den unteren Rücken dehnt, der beim Skifahren besonders gefährdet ist. Sie eignet sich auch gut zur Dehnung der Quadrizepse, die an einem Tag auf der Piste stark beansprucht werden.

3. LIEGENDER SCHMETTERLING

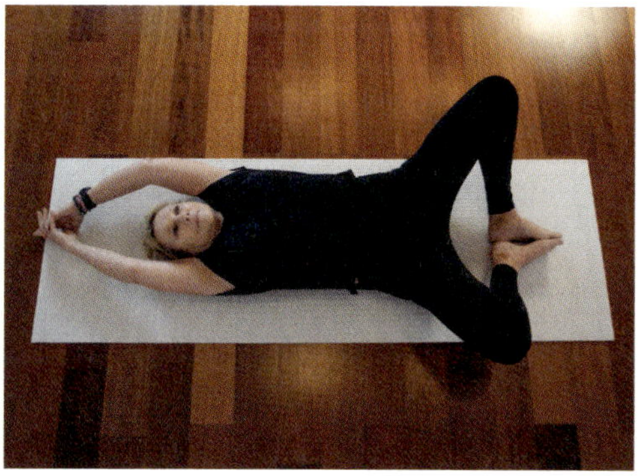

3 Minuten

Diese Haltung dehnt den unteren Rücken und die Hüftbeuger. Das ist sehr wichtig, wenn Sie den ganzen Tag lang – oder auch nur bis zum Mittagessen – Ski fahren.

Ausgleichshaltung: Scheibenwischer. Dies ist eine wunderbare Möglichkeit, Ihren Beinen und Hüften die Beweglichkeit zu verleihen, die sie zum Carven benötigen.

4. STEHENDE VORBEUGE

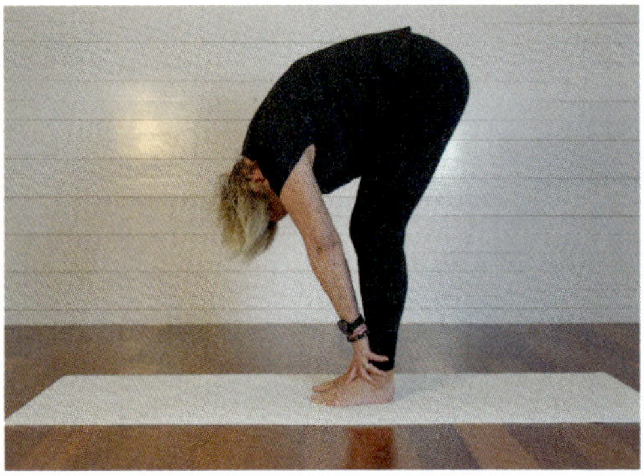

3 Minuten

Diese Haltung hilft, die rückseitige Oberschenkelmuskulatur zu lockern und die Wirbelsäule und die Waden zu dehnen – genau das, was Sie für eine perfekte Leistung auf der Piste brauchen.

Ausgleichshaltung: Gehen Sie etwa eine Minute lang in eine möglichst tiefe Hocke, um Druck auf die Achillessehnen auszuüben, den Rücken zu dehnen und die Hüften zu öffnen.

Ende: beliebig lang Savasana

So wie bei anderen Sportarten gilt auch hier: Denken Sie nicht zu viel nach, sondern machen Sie einfach. Vertrauen Sie sich und Ihrer Technik und zählen Sie vielleicht einfach Ihre Schwünge, um die Pisten zu genießen und besser abzufahren.

7

15 Minuten,
UM SIE AUF ALLES VORZUBEREITEN

Haben Sie 15 Minuten Zeit? Natürlich haben Sie das! Und auch wenn längeres Yin-Yoga-Dehnen wahre Wunder für Ihr körperliches und seelisches Wohlbefinden vollbringen würde, können auch schon 15 Minuten pro Tag, in denen Sie sich auf einen bestimmten Körperbereich konzentrieren, einen großen Unterschied im Hinblick darauf bewirken, wie Sie sich fühlen (und wahrscheinlich, wie Sie aussehen).

Regelmäßiges Dehnen – in diesem Fall durch Yin-Yoga-Übungen – hilft Ihrem Körper, sich zu entspannen, erhöht Ihren Bewegungsumfang, fördert Ihre Herzgesundheit und zögert einige Auswirkungen des Alterns hinaus.

15 Minuten
ZUM START IN DEN TAG

Sie haben bestimmt schon mal gesehen, wie eine Katze sich dehnt, wenn sie aufwacht. Warum sollten Sie nicht das Gleiche tun? Der folgende kurze Flow macht Sie bereit für den Tag, und Sie müssen dafür nicht einmal das Bett verlassen.

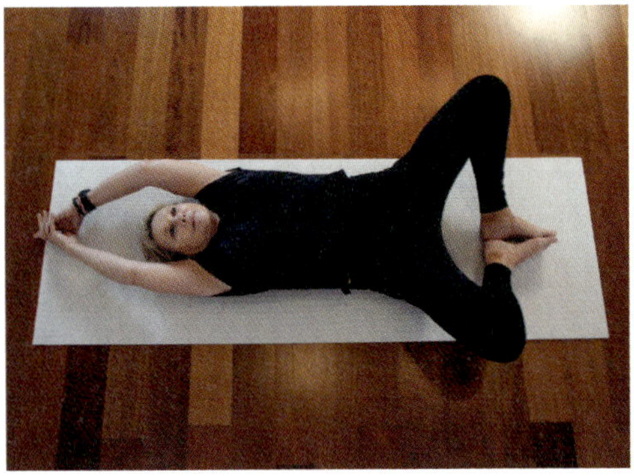

1. LIEGENDER SCHMETTERLING

2–3 Minuten, Hände neben dem Körper oder hinter dem Kopf

Man kommt kaum umhin, sich nach dem Aufwachen verspannt zu fühlen. Verschränken Sie deshalb die Hände hinter dem Kopf, stellen Sie die Füße auf, legen Sie die Fußsohlen aneinander und senken Sie die Knie nach außen ab. Nach einer Weile werden Sie die Wirkung in den Hüften spüren.

Lösen Sie nach ein paar Minuten die Hände und drücken Sie mit den Handflächen die Knie zusammen. Halten Sie diese Position einige Sekunden oder auch eine ganze Minute lang.

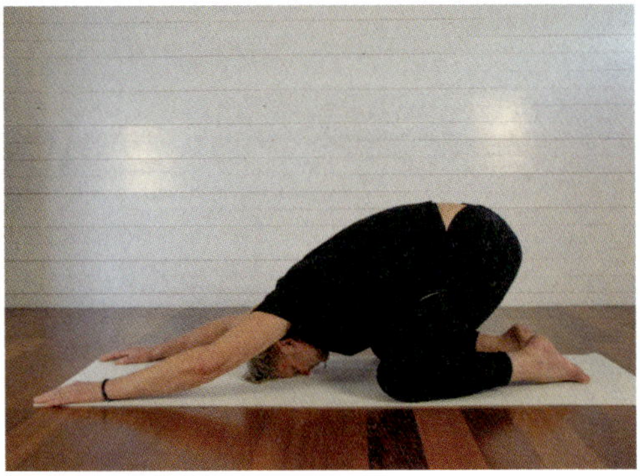

2. KINDHALTUNG

3 Minuten

Das ist eine wunderbare Möglichkeit, ähnlich wie eine Katze den unteren Rücken, die Knie, Hüften und Fußgelenke zu dehnen.

Nehmen Sie auf Knien und Handflächen den Vierfüßlerstand ein und schieben Sie die Hüften nach hinten in Richtung Fersen. Die Knie sind dabei geöffnet und die großen Zehen berühren sich. Die Stirn ist auf der Matte abgelegt. Atmen und genießen Sie nun.

Legen Sie sich anschließend auf den Rücken.

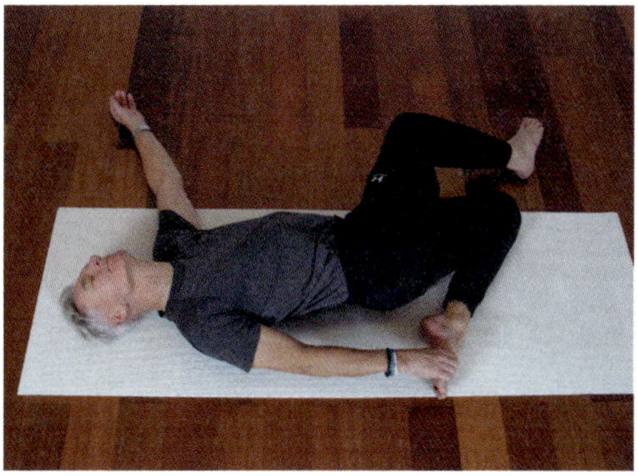

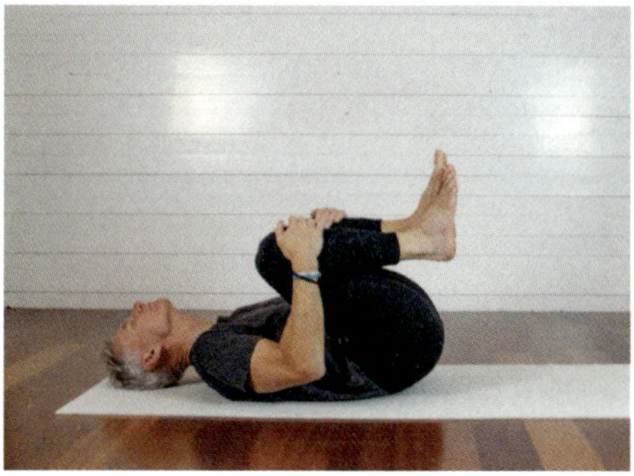

3. KATZENSCHWANZ

2 Minuten pro Seite

Ziehen wir nun ein bisschen an unseren Hüftbeugern, um sie aufzuwecken. Sie können sich dabei auf den linken Ellenbogen stützen. Schieben Sie nun das rechte Bein über das linke Bein und greifen Sie den linken Fuß.

Ziehen Sie an dem Fuß, bis Sie eine Dehnung in den Hüften spüren.

Lassen Sie nach ein paar Minuten los und wiederholen Sie die Übung auf der anderen Seite mit dem rechten Fuß. Drehen Sie sich anschließend auf den Rücken.

4. KNIE ZUR BRUST

3 Minuten

Wie der Name schon sagt, umfassen Sie einfach die Knie und ziehen sie zur Brust. Wenn Sie möchten, können Sie auch erst das eine, dann das andere Bein zur Brust ziehen, um die Bauchmuskeln zu trainieren, bevor Sie aufstehen.

Savasana

3 Minuten

Sobald Sie die Knie losgelassen haben, entspannen Sie sich in Savasana. Konzentrieren Sie sich auf die tiefe Atmung, um sich vor dem Aufstehen noch ein bisschen zu entspannen.

15 Minuten
FÜR SCHREIBTISCHGEPLAGTE SCHULTERN

Mit einem krummen Rücken vor einem Bildschirm zu hocken oder den Fernseher anzustarren, kann schmerzhaft sein. Sehr schmerzhaft sogar. Der folgende Flow hilft Ihnen, den Nacken und die Schultern zu lockern, und verhilft Ihnen sogar zu einer besseren Körperhaltung, sowohl bei der Arbeit als auch in Ihrer Freizeit.

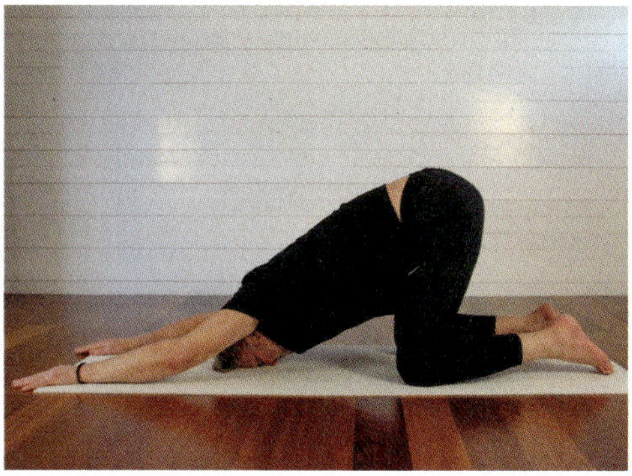

1. SCHMELZENDES HERZ

3 Minuten
Das schmelzende Herz ist der perfekte Öffner für den oberen und mittleren Schulterbereich. Legen Sie die Stirn auf einer Decke ab, damit es bequemer wird. Für eine tiefere Dehnung können Sie das Kinn ablegen (was manche unbequem finden) oder die Arme über ein Bolster strecken.

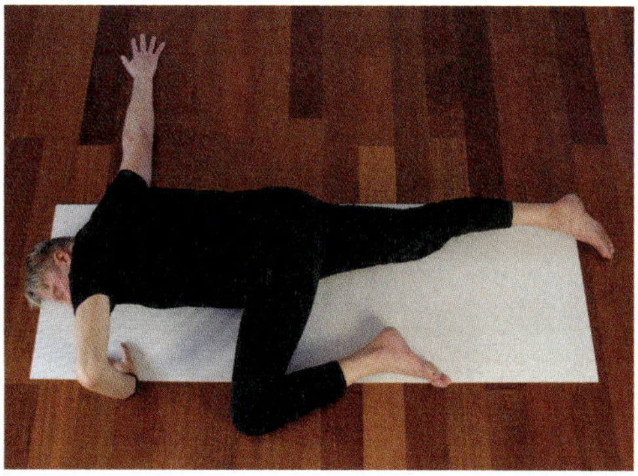

2. OFFENER FLÜGEL

2 Minuten pro Seite
Falls Ihre Schultern sehr verspannt sind, konzentrieren Sie sich einfach darauf, mit der Hand Druck auf den gestreckten Arm auszuüben. Wenn Sie mehr möchten, führen Sie den oberen Arm hinter dem Rücken auf die gegenüberliegende Seite.

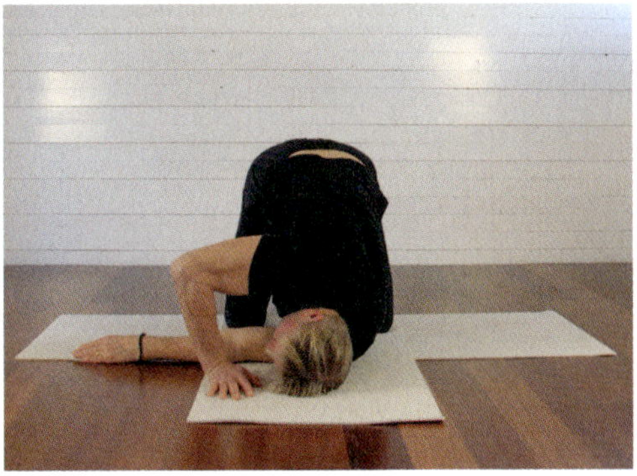

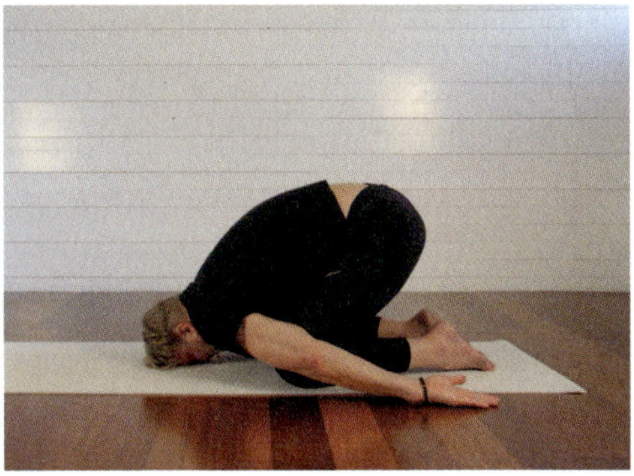

3. »NADEL EINFÄDELN«

2 Minuten pro Seite

Diese Haltung ist eine schöne Möglichkeit, die Schultern, den oberen Rücken und den Nacken aufzuwecken und den Bewegungsumfang zu verbessern. Verspannungen in den Schultern zu lösen, hilft Ihnen, sich nach einem anstrengenden Tag zu entspannen.

4. KINDHALTUNG

3 Minuten

Die Kindhaltung hilft Ihnen, sich zu entspannen, während Sie Wirbelsäule und Schultern, Hüften und Fußgelenke dehnen. Konzentrieren Sie sich auf die Atmung, um Ihrem Körper noch mehr Ausgeglichenheit – und Ihren Schultern mehr Bewegungsfreiheit – zu verleihen.

15 Minuten
FÜR DEN RÜCKEN

Autsch! Ständig haben Sie Rückenschmerzen. Probieren Sie einmal diese kurze Sequenz aus, um steife Wirbel zu lösen und dringend benötigte Energie zu entfachen.

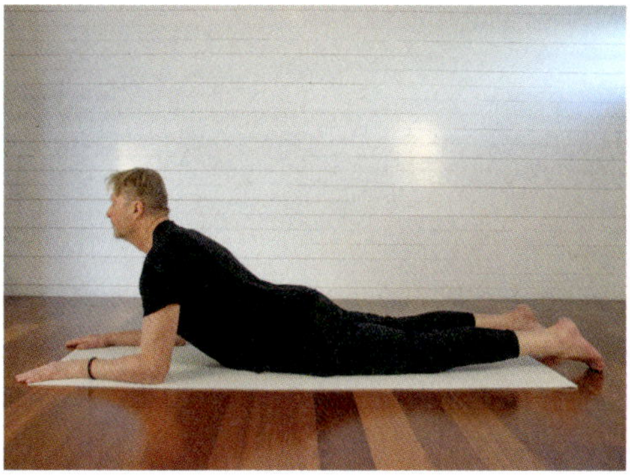

1. SEEROBBE

3 Minuten
Diese Haltung eignet sich gut, um Verspannungen im unteren Rücken zu lösen und Ihre natürliche Körperhaltung wiederherzustellen. Falls Sie das Gefühl haben, dass diese Position etwas zu viel für Sie ist, können Sie die Beine leicht spreizen.

Anschließend entspannen Sie sich kurz in Bauchlage und genießen die Ruhe.

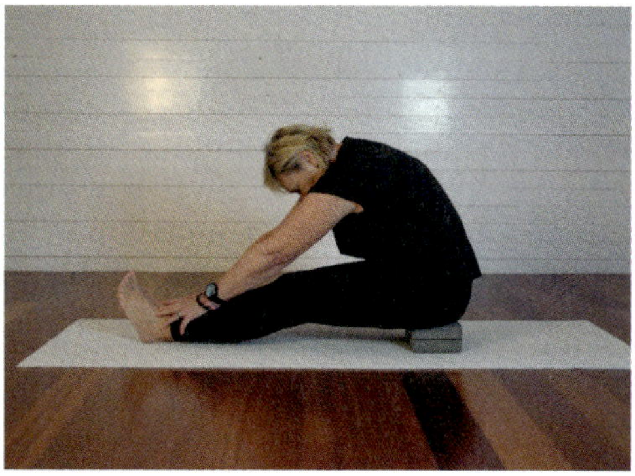

2. RAUPE

3 Minuten
Viele Menschen habe eine verkürzte rückseitige Oberschenkelmuskulatur. Diese zieht an den Sitzbeinen und belastet dadurch den Rücken. Die Raupe dehnt die Bänder entlang der Wirbelsäule, was Rückenschmerzen lindern kann.

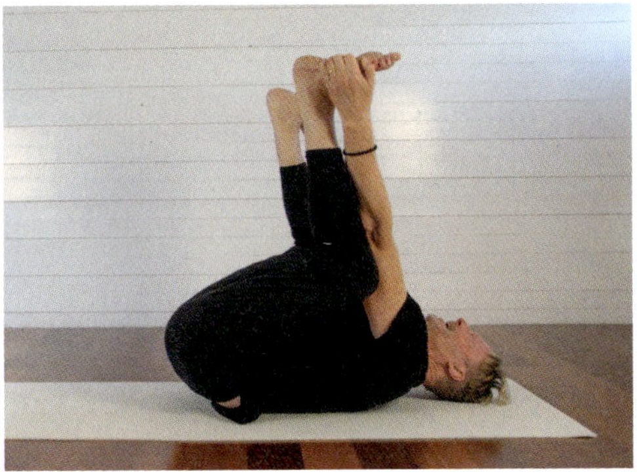

3. HAPPY BABY

3 Minuten

Eine wunderbare Haltung, um Verspannungen in der Wirbelsäule zu lösen und diese wieder richtig auszurichten, indem der untere Rücken gedehnt und geöffnet wird.

Es ist kein Problem, wenn Sie mit den Fingern nicht an Ihre Füße kommen. Sie können auch die Fußgelenke oder Schienbeine umfassen.

Wenn Sie aus Happy Baby herauskommen, machen Sie Ihren gesamten Körper so lang wie möglich, von den Zehen- bis zu den Fingerspitzen.

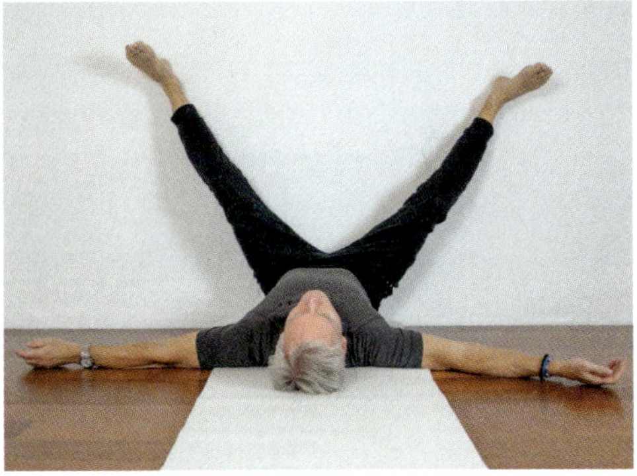

4. GRÄTSCHE AN DER WAND

4 Minuten

Eine schöne, entspannende Möglichkeit, die Rücken- sowie die rückseitige Oberschenkelmuskulatur zu dehnen. Und natürlich gilt: Je näher Sie sich an die Wand heranschieben können, desto tiefer ist die Dehnung.

15 Minuten

FÜR DEN *MUSCULUS PIRIFORMIS*

Fragen Sie sich, was der *Musculus piriformis* ist? Es handelt sich um einen kleinen birnenförmigen Gesäßmuskel hinter dem großen Gesäßmuskel, dem *Musculus glutaeus maximus* (und nicht etwa um einen römischen General). Durch eine Verletzung oder Überlastung durch zu viel Sport wie Walken kann er sich entzünden, verspannen oder anschwellen. Das ist lästig und kann sehr schmerzhaft sein.

Die folgende 15-minütige Sequenz zielt darauf ab, den Bereich um den *Musculus piriformis* herum zu dehnen und Ihren Bewegungsumfang zu erhöhen.

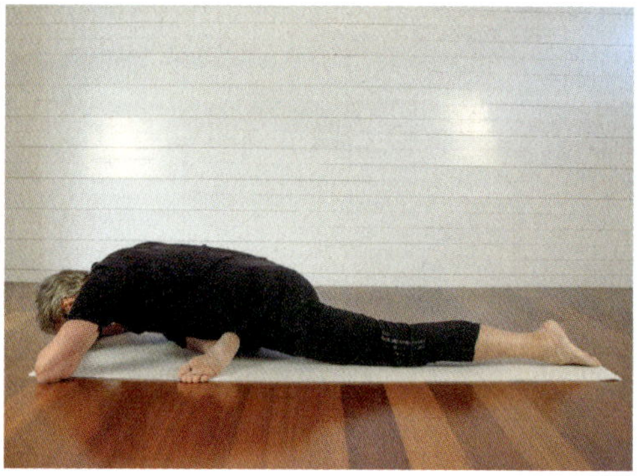

1. SCHLAFENDER SCHWAN

3 Minuten pro Seite

Eine schöne Dehnübung, um Verspannungen in der Gesäßmuskulatur und den Oberschenkelinnenseiten zu lösen. Anschließend können Sie sich kurz im herabschauenden Hund strecken.

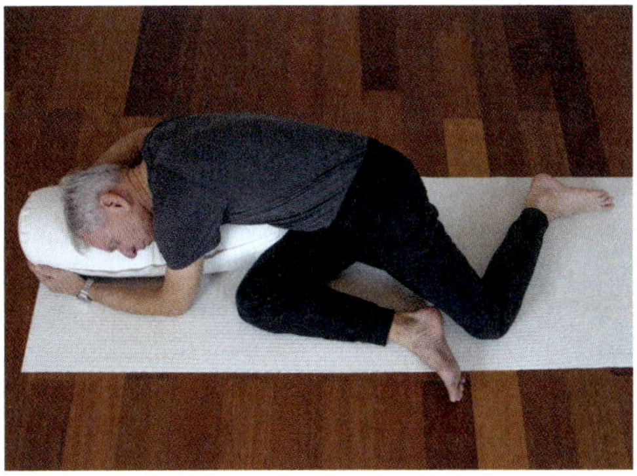

2. REH

3 Minuten pro Seite

Wenn Sie zu lange gesessen haben, ist das Reh eine großartige Dehnübung für den unteren Rücken, die Gesäßmuskulatur, Hüften und Quadrizeps. Legen Sie sich auf ein Bolster, um die Haltung richtig genießen zu können.

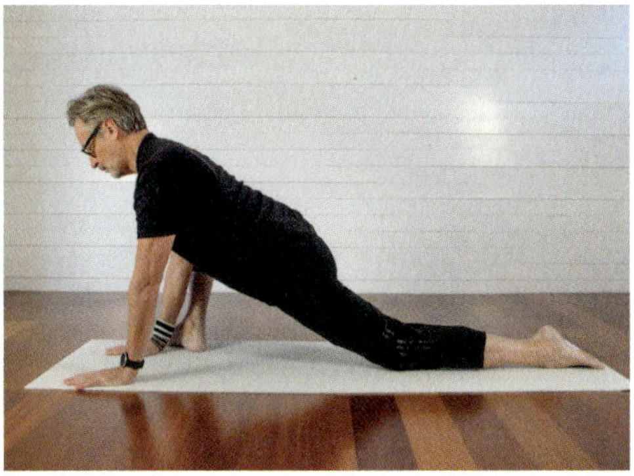

3. EIDECHSE

2 Minuten pro Seite

Das ist eine schöne Möglichkeit, Hüftbeuger und Quadrizeps zu öffnen. Sie entlastet die Körpervorderseite und lindert Verspannungen im unteren Rücken.

15 Minuten
FÜR GESÜNDERE HÜFTEN

Hüften lügen nicht, vor allem wenn sie Ihnen Schmerzen bereiten. Und je älter wir werden, desto anfälliger werden wir für Verschleiß und Arthrose.

Die Hüften zu dehnen, hilft, den Bewegungsumfang zu erhöhen und Schmerzen in den Hüften zu lindern. Probieren Sie einmal folgende Übungen aus:

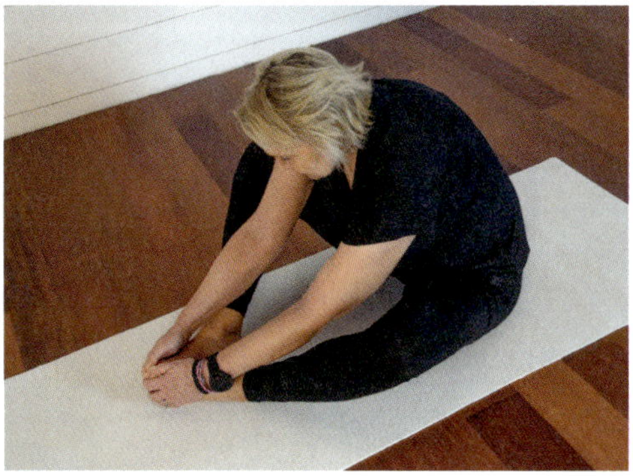

1. SCHMETTERLING

3 Minuten
Jeder Mensch sollte diese Haltung jeden Tag einnehmen. In nur drei Minuten (oder auch mehr, wenn Sie Zeit haben) öffnen Sie die Hüften und Oberschenkelinnenseiten. Danach werden Sie sich deutlich lockerer fühlen.

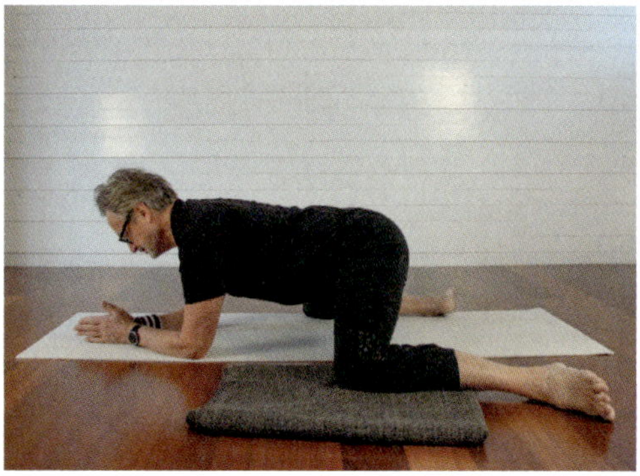

2. FROSCH

3 Minuten
Denken Sie daran, die Füße im Frosch nach außen zu drehen. Und versuchen Sie, die Hüften nicht sofort zu stark zu belasten. Finden Sie Ihre Grenze und lassen Sie die Schwerkraft wirken.

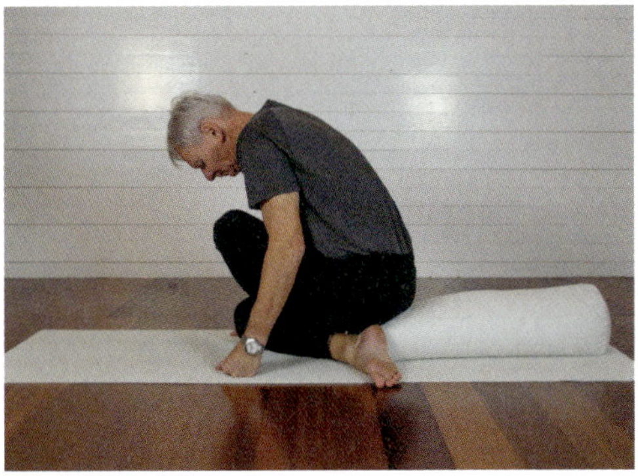

3. SCHNÜRSENKEL

3 Minuten pro Seite

Wenn Ihnen der Schnürsenkel schwerfällt, sind Sie nicht allein. Aber probieren Sie ihn einmal aus, denn er ist ein großartiger Hüftöffner. Setzen Sie sich auf einen Block, ein Kissen oder Bolster und nehmen Sie den halben Schnürsenkel ein, falls Sie die volle Übung nicht schaffen.

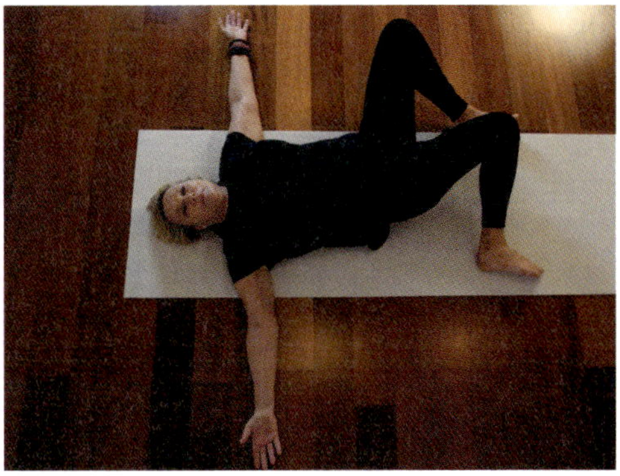

4. SCHEIBENWISCHER

Beliebig lang

Eine wunderbare aktive Dehnübung für die Hüften sowie die Muskeln an der Beininnen- und -außenseite. Das ist eine weitere tolle Haltung, die Sie jeden Tag einnehmen können. Natürlich nur, falls Sie Zeit haben.

Warum genau haben Sie keine Zeit?

15 Minuten
GEGEN TRAURIGKEIT

Wenn man sich niedergeschlagen fühlt, sind laut Praktizierenden der Traditionellen Chinesischen Medizin vielleicht der Magen- und Milzmeridian blockiert.

Der Magenmeridian beginnt unter dem Auge und verläuft zur zweiten Zehe. Der Milzmeridian beginnt an der Außenseite der Großzehe und verläuft bis in die Achselhöhlen.

Die folgende 15-minütige Sequenz hilft, diese Leitbahnen wieder zu öffnen, wodurch Sie sich hoffentlich wieder zufriedener und ausgeglichener fühlen.

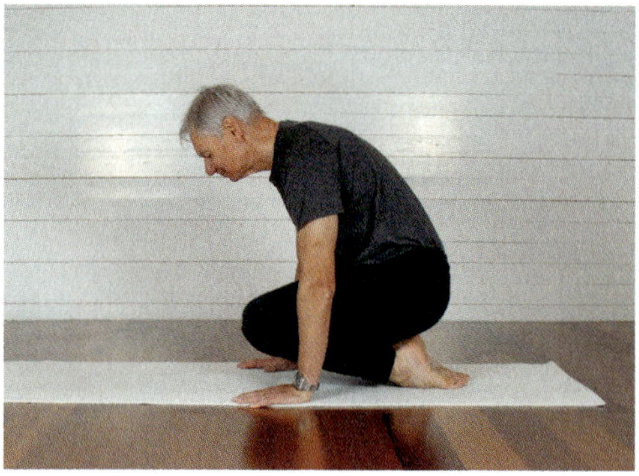

1. FUSSGELENKDEHNUNG

1 Minute oder so lange wie möglich
Das ist eine schöne Möglichkeit, die Fußgelenke zu stimulieren und Blockaden in den genannten Meridianen an der Quelle zu lösen. Falls sich diese Haltung zu tief anfühlt, können Sie stattdessen die Kindhaltung einnehmen.

Gehen Sie anschließend zum Ausgleich circa eine Minute lang in die stehende Vorbeuge.

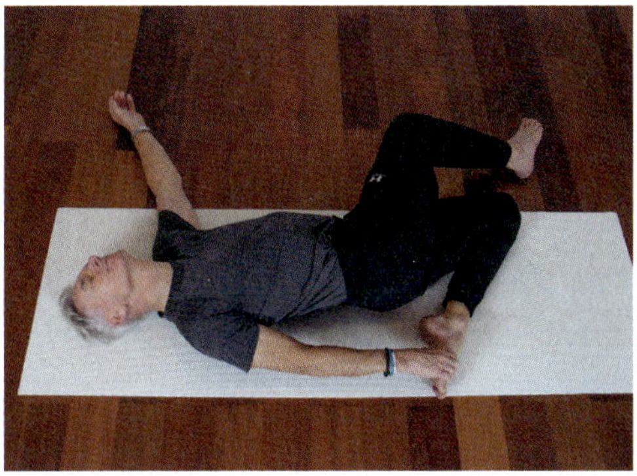

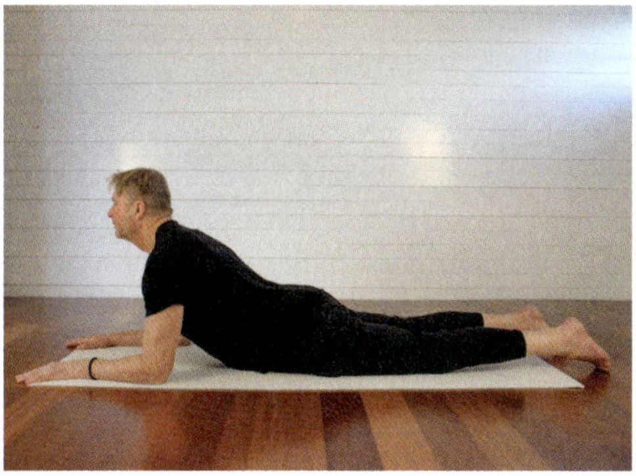

2. KATZENSCHWANZ

2–3 Minuten pro Seite

Eine wunderbare Dehnübung, um den Quadrizeps und die Oberschenkelinnenseite zu öffnen. Ziehen Sie nach beiden Seiten die Knie etwa eine Minute lang zur Brust. Dann können Sie fast schon spüren, wie die Zufriedenheit zu fließen beginnt.

3. SPHINX | SEEROBBE

3 Minuten

Diese Haltung sorgt dafür, dass Sie sich zufriedener und entspannter fühlen, und verleiht Ihrer Wirbelsäule wieder ihre natürliche Krümmung. Großartig, oder?

15 Minuten,
UM IM KOPF AUSZUMISTEN

Bei dieser kurzen Sequenz geht es mehr darum, dass Sie nach innen blicken, als dass Sie sich nach außen richten. Versuchen Sie, aus einer Ichperspektive zu denken, nicht aus der Perspektive anderer. Erst wenn wir uns in uns selbst besser fühlen, können wir unserer Familie und unseren Freundinnen und Freunden helfen, damit es ihnen besser geht.

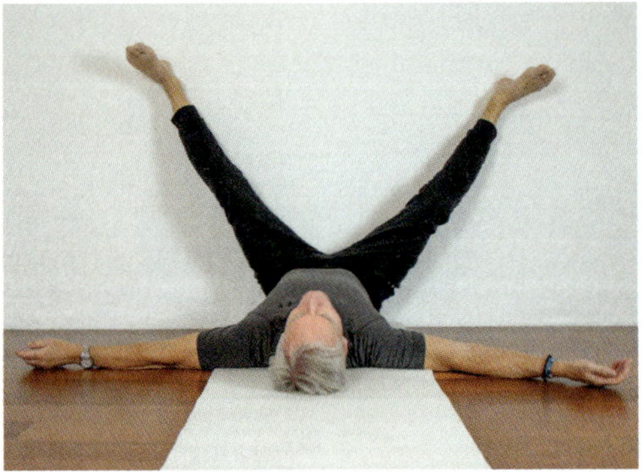

1. GRÄTSCHE AN DER WAND

5 Minuten

Die einfachste Möglichkeit, in diese Haltung zu kommen, ist, sich parallel neben die Wand zu legen. Schieben Sie dann das Gesäß Richtung Wand, während Sie die Beine anheben. Konzentrieren Sie sich auf die 4×4-Atmung, sobald Sie in der Haltung sind: Vier Sekunden durch die Nase einatmen, vier Sekunden Luft anhalten, vier Sekunden durch den Mund ausatmen, vier Sekunden Luft anhalten.

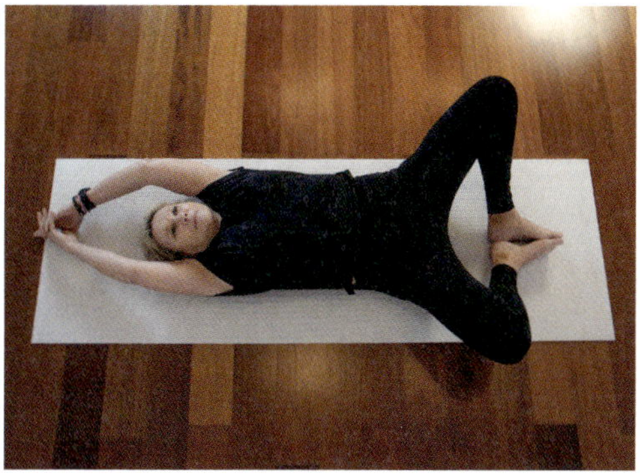

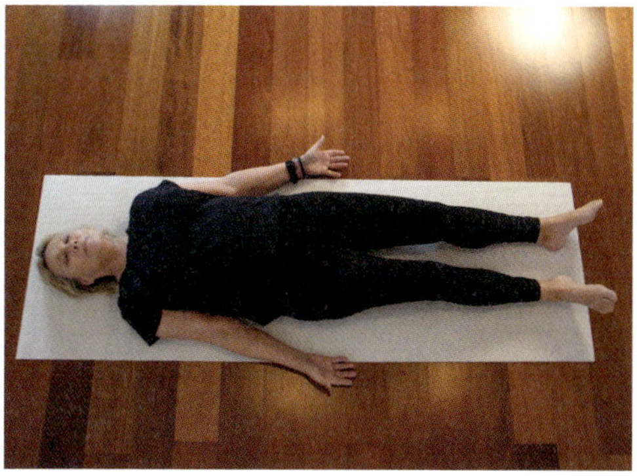

2. LIEGENDER SCHMETTERLING

5 Minuten

Strecken Sie, falls möglich, die Arme über dem Kopf aus. Sie können sich auch auf ein Bolster legen. Konzentrieren Sie sich auf die Atmung.

Haben Sie schon einmal darüber nachgedacht, was Sie essen und wie es sich auf Ihre Stimmung auswirkt? Welche Nahrungsmittel tun Ihnen gut? Wovon sollten Sie mehr essen? Und wovon sollten Sie weniger essen/trinken?

3. SAVASANA

5 Minuten oder länger

Bleiben Sie so lange, wie Sie möchten, in dieser entspannenden Haltung. Führen Sie währenddessen einen Body Scan durch. Wie fühlt sich jeder Ihrer Körperteile an? Welche Empfindungen oder Gedanken kommen Ihnen in den Sinn, während Sie dort liegen?

8

Zusätzliche Alltagstipps
ZU YIN YOGA

Wenn Sie dieses Buch lesen – und schon hier angelangt sind –, wissen Sie, dass jede Form von körperlicher Betätigung unser Weg hin zu einer höheren Lebensqualität ist, und wahrscheinlich auch zu einem deutlich längeren Leben.

Sport macht uns fitter und gesünder und kann helfen, negative Erfahrungen, wie schlechten Schlaf oder eine Depression, abzuwenden.

Das Beste am Yin Yoga sind für mich die drei großen Auswirkungen darauf, wie ich mich fühle, nämlich:

stärker

flexibler

weniger gestresst

Weitere Alltagstipps, die meiner Meinung nach einen großen Unterschied bewirken, finden Sie auf den folgenden Seiten.

MIT GEWICHTEN TRAINIEREN

Welche Art von Fitnessstudiobesucher sind Sie? Gehen Sie regelmäßig? Gehen Sie phasenweise? Gehen Sie nie? Zu welcher Gruppe auch immer Sie gehören, wir alle wissen, dass Krafttraining uns stärker macht und hilft, Muskelmasse aufzubauen. Das trägt zur Erhaltung der Knochendichte bei und verringert das Risiko für Krankheiten wie Osteoporose, Herzerkrankungen und Arthrose.

Wie Yin Yoga kann auch das Training im Fitnessstudio den Schlaf verbessern und das Risiko für eine Depression senken. Vielleicht ist es also an der Zeit, das Krafttraining zu intensivieren, ins Krafttraining wiedereinzusteigen oder damit zu beginnen?

EINEN PERSONAL TRAINER KONSULTIEREN

Wie bei allen Sportarten gilt: Wenn Sie schon länger kein Krafttraining mehr durchgeführt haben, lassen Sie ärztlich abklären, dass nichts dagegenspricht. Anschließend sollten Sie sich von einer zertifizierten Personal Trainerin oder einem Trainer einen auf Sie zugeschnittenen Trainingsplan erstellen lassen.

AUF DAS GLEICHGEWICHT KONZENTRIEREN

Im Laufe des Lebens werden unsere Muskeln und Nerven weniger flexibel und unsere Reaktionszeit verschlechtert sich. Das beeinträchtigt unser Gleichgewicht, woran wir arbeiten müssen.

Yin Yoga ist ein Teil der Antwort, da es zu mehr Flexibilität beiträgt, aber wir müssen auch Balanceübungen durchführen, um Stürze zu verhindern – und um Alltagsaktivitäten wie Gehen, Tanzen und Radfahren deutlich einfacher zu machen.

Probieren Sie einmal aus, wie lange Sie auf einem Bein stehen können. Sie können zum Beispiel üben, während Sie sich die Zähne putzen. Wenn Sie es gut beherrschen, machen Sie es einmal mit geschlossenen Augen. Wie hat das funktioniert?

DAS MITTELMEER NACH HAUSE BRINGEN

Wir alle haben schon von der mediterranen Ernährungsweise gehört. Vielleicht sollten wir sie uns aneignen? Diese Ernährungsweise basiert auf pflanzlichen Nahrungsmitteln und moderaten Mengen Fisch, Geflügel und Milchprodukten. Rotes Fleisch wird nur in geringen Mengen verzehrt. Zu den positiven Auswirkungen zählen Gewichtsverlust, ein gesünderes Herz, eine bessere Regulierung des Blutzuckerspiegels, verbesserte kognitive Funktionen und vielleicht ein längeres Leben – was könnte einem daran nicht gefallen?

Eine große Veränderung, die ich vorgenommen habe, ist, mich vegetarisch zu ernähren, und ich spüre schon jetzt die positiven Auswirkungen. Dadurch, dass ich Nahrungsmittel mit weniger Kalorien und ohne tierisches Fett zu mir nehme, seitdem ich Fleisch von meinem Speiseplan gestrichen habe, habe ich etwa zehn Kilogramm abgenommen.

»Ohne Fleisch kann ich aber nicht leben«, sagen Sie. Na gut. Dann probieren Sie einmal fleischfreie Montage aus. Fügen Sie als Nächstes Donnerstage hinzu, dann vielleicht Sonntage. Und schon sind Sie auf dem Weg zu einem gesünderen Leben. Sie müssen Ihre Ernährung nicht radikal umstellen.

ZEIT, MIT YIN YOGA ZU BEGINNEN?

Ich hoffe, dieses Buch hat Sie inspiriert, Yin Yoga einmal auszuprobieren. Oder, falls Sie es ohnehin schon ausgeübt haben, damit weiterzumachen – nur etwas häufiger. Und falls Sie noch einmal daran erinnert werden möchten: Yin Yoga ist eine Sportart mit niedriger Intensität, die die Beweglichkeit verbessert, Stress abbaut und einen guten Schlaf fördert.

Gute Nacht.

DIE MODELS

Ein großes Dankeschön gilt den (auf viele Arten) wunderbaren Menschen, die sich bereit erklärt haben, die Haltungen in diesem Buch vorzuführen.

PAUL STEELE (AUTOR)

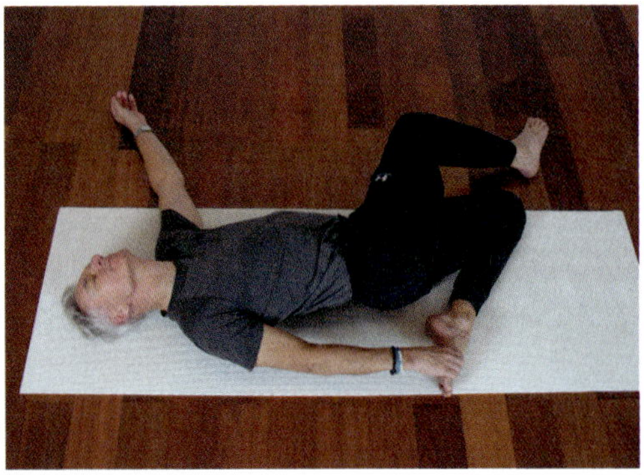

Meine Yogareise begann vor etwa zehn Jahren, als ich einen Yogakurs besuchte, weil ich meine Beweglichkeit verbessern wollte. Allerdings war ich kein großer Fan, weil ich Haltungen wie die Sonnengrüße und den Krieger langweilig und monoton fand. Dann verletzte ich mich am Knie, wodurch ich die Sportarten, die mir Spaß machten, nicht mehr ausüben konnte.

Ich fand die Lösung meines Problems in Yin Yoga, ohne es zu wissen. Mir gefiel die Stille, das Halten der Positionen, und ich verstand den Nutzen, den ich aus jeder Haltung zog. Nachdem ich einige Monate lang jeden Tag verschiedene Haltungen eingenommen hatte, wurde mir bewusst, dass meine Knieschmerzen verschwunden waren. Ich habe nun einen vollen Bewegungsumfang und führe wieder ein schmerzfreies und aktives Leben.

Das inspirierte mich, vor ein paar Jahren die Yogalehrerausbildung »Yoga Alliance 50« in Spanien zu absolvieren, bei der ich die Praktiken und Prinzipien von Yin Yoga erlernte, die ich in diesem Buch weitergeben möchte.

TORGNY VIKBLADH

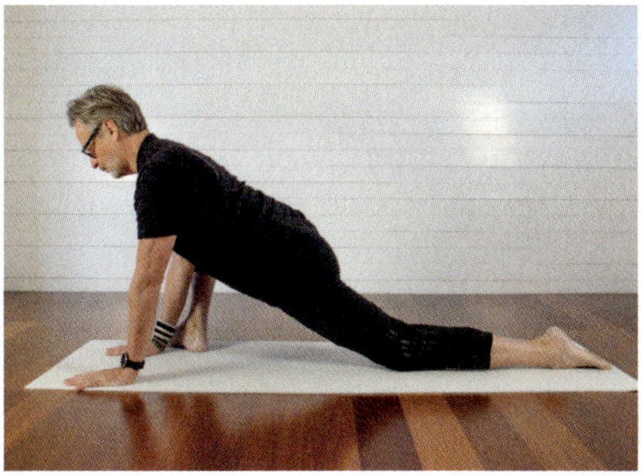

Als ich 45 war, hatte ich ständig Rückenprobleme und führte ein sehr stressiges Leben. Zu meinem Schrecken stellte ich fest, dass meine Schultern so versteift waren, dass ich kaum meine Hände hinter den Rücken bringen, geschweige denn die Arme gerade zur Decke strecken konnte.

Durch Stress und zu viel Sitzen waren meine Hüftbeuger so verspannt, dass ich eine Ischialgie und Schmerzen im Rücken, Nacken und in den Schultern hatte. Auch wenn ich ein bisschen Sport trieb, wurde ich immer steifer und hatte immer stärkere Schmerzen. Yoga linderte schnell meine Rückenprobleme und steigerte meine Beweglichkeit.

Seit 2005 betreibe ich ein Yogastudio in Südschweden und habe ein »RYT 500 Yoga Alliance«-Zertifikat (500 Stunden Ausbildungszeit an einer von der Yoga Alliance akkreditierten Yogaschule). Im Laufe der Jahre habe ich Tausende Menschen in verschiedenen Kursen trainiert.

TOM JOHNSON

Yoga interessierte mich zwar schon immer, aber ich praktizierte es trotzdem nie. Stattdessen ging ich joggen, spielte Tennis und trainierte im Fitnessstudio. Ich war fit, aber steif und hatte ständig leichte Schmerzen im Rücken und in den Schultern. Vor einigen Jahren wurde mir aufgrund von Arthrose ein künstliches Hüftgelenk eingesetzt, und ich beschloss, Yoga auszuprobieren, um mich davon zu erholen.

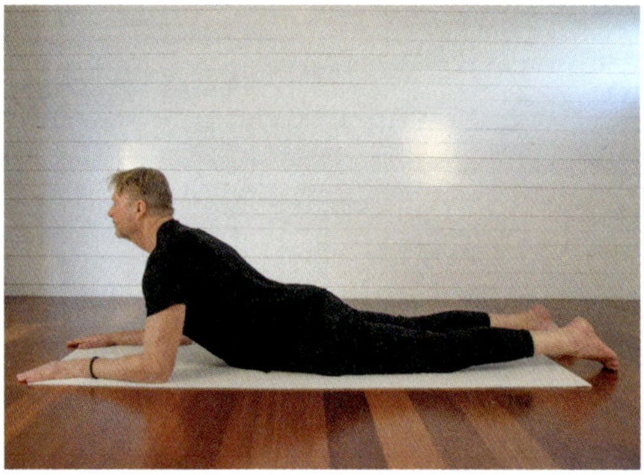

Das wirkte Wunder für meinen Körper. Meine Hüfte erholte sich, und als ich immer beweglicher wurde, ließen die Schmerzen im Rücken und in den Schultern nach. Als zusätzlicher Nutzen half Yoga mir, Stress abzubauen und ein sehr gutes Gleichgewichtsgefühl zu entwickeln, wodurch ich viel besser Ski fahren kann.

Mittlerweile mache ich vier- bis fünfmal pro Woche Yoga, manchmal nur 15 Minuten lang, aber das reicht, um eine deutliche Veränderung zu spüren.

PIA HELLBERG LANNERHEIM

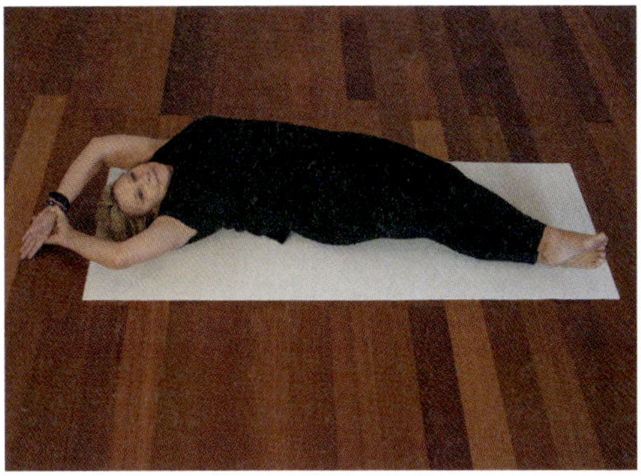

Ich habe schon immer gern Sport getrieben, wie Golf, Skifahren und anderes Training – bis ich an Krebs erkrankte.

Nach einer unangenehmen Behandlung, die die Erkrankung vorerst besiegt zu haben scheint, war es Zeit für die onkologische Rehabilitation. Mir fiel auf, dass einige der Rehaübungen, die ich machen sollte, Yin-Yoga-Haltungen ähneln. Dazu zählten Schmetterling, Raupe und andere Übungen, die speziell darauf ausgelegt waren, den Begleiterscheinungen der Strahlentherapie entgegenzuwirken. Da ich Yin Yoga gewohnt war, konnte ich das Rehatraining leichter umsetzen und wahrscheinlich schneller als gewöhnlich Fortschritte machen.

Außerdem hilft mir Yin Yoga, besser zu schlafen, körperliche und geistige Spannungen abzubauen und Schmerzen zu lindern.

KARIN NILSSON-BRANDENBERGER

Yoga hat mir sowohl körperlich als auch mental geholfen. Früher hatte ich Schmerzen im rechten Knie, wenn ich Ski fuhr oder joggte. Seitdem ich Yoga praktiziere, sind die Schmerzen verschwunden, und auch meinem unteren Rücken geht es viel besser.

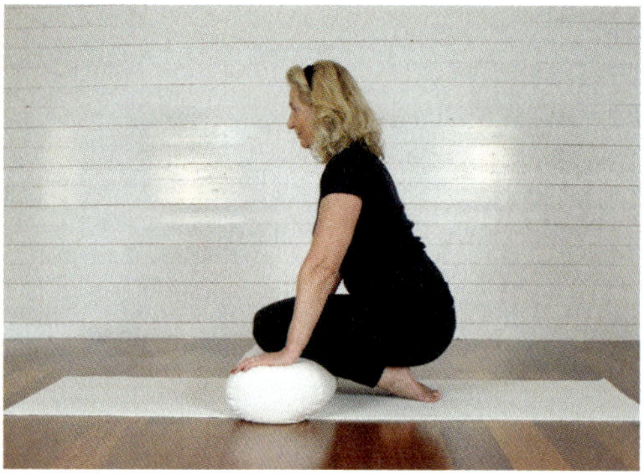

Außerdem bewirkt Yoga, dass ich mich geerdet fühle, und gibt mir selbst in stressigen Phasen Zeit für mich, Zeit zum Atmen. Es hilft mir definitiv, achtsamer zu sein.

WISSENSCHAFTLICHE BERATUNG

Dr. Angelica Brandelius, MD, PhD, ist Personal Trainerin, medizinische Trainerin (The Academy, Schweden) sowie Yogalehrerin (Yoga Flow Foundation Teacher Training Course, 80 Stunden).

Sie interessiert sich besonders dafür, wie körperliche Betätigung unterschiedlicher Art als effektives Werkzeug dienen kann, um in den verschiedenen Phasen unseres Lebens unsere Gesundheit und Leistungsfähigkeit zu verbessern.

Sie leitet Kurse im Yin Yoga/Yoga, Laufen, Radsport und Krafttraining.

Anders Glemme, lizenzierter Physiotherapeut, ist spezialisiert auf die Vorbeugung und Behandlung von Sportverletzungen und bietet orthopädische Therapie für Menschen mit Bewegungsbeschwerden im Bereich der Wirbelsäule, Gelenke, Bandscheiben, Bänder und Muskeln.

Zudem hat Anders Erfahrung in den Bereichen Rehabilitationstraining, Faszientherapie, Kinesio-Taping, Akupunktur und medizinische Lasertherapie. Er ist schon seit über 30 Jahren als Physiotherapeut tätig.

QUELLENVERZEICHNIS

1 europepmc.org/article/pmc/pmc4851231

2 www.health.harvard.edu/mind-and-mood/relaxation-techniques-breath-control-helps-quell-errant-stress-response

3 www.nccih.nih.gov/health/acupuncture-what-you-need-to-know

4 www.health.harvard.edu/staying-healthy/yoga-for-better-mental-health

5 www.ncbi.nlm.nih.gov/pmc/articles/PMC3328970/

6 www.medicalnewstoday.com/articles/323003

7 www.verywellhealth.com/yoga-for-erectile-dysfunction-poses-benefits-risks-5200227

8 www.bonehealthandosteoporosis.org/news/national-osteoporosis-foundation-is-now-bone-health-and-osteoporosis-foundation/

9 Hadji, P. et al. (2013): The epidemiology of osteoporosis – Bone Evaluation Study (BEST): an analysis of routine health insurance data. *Deutsches Ärzteblatt Int.*, 110(4): S. 52–57. DOI: 10.3238/arztebl.2013.0052

DANK

Ohne meine Knieschmerzen wäre dieses Buch nie geschrieben worden. Auf masochistische Art und Weise muss ich also der Tatsache danken, dass ich nach Möglichkeiten suchte, diese Schmerzen zu lindern, und dadurch Yin Yoga entdeckte.

Das Buch konnte zudem nur entstehen, weil ich eine Yin-Yoga-Ausbildung im spanischen Málaga absolvieren konnte, die von zwei herausragenden Trainerinnen geleitet wurde: Ilse-Marie Sobering von House of InnerPower (www.innerpowerhouse.com) und Jane Bakx von Jane Bakx Yoga (www.janebakxyoga.com). Ilse-Marie zeigte uns die Schönheit der spirituellen Seite von Yin Yoga, und Jane ließ uns tief in den körperlichen Nutzen eintauchen, den Yin Yoga auch für unsere Knochen bietet.

Ein riesiges Dankeschön gilt meiner Partnerin Pia Hellberg Lannerheim, die geduldig blieb, während ich viele Stunden in die Recherche und das Schreiben dieses Buchs steckte, und mir Tipps gab, wie ich es verbessern konnte.

Kim Malmström, ein Texterkollege, investierte ohne große Entlohnung viel Zeit, um Vorschläge zu machen, wie man die Texte nicht nur leichter lesbar, sondern auch wärmer machen konnte.

Wie bei Autos wäre dieses Buch nichts ohne die »Oldtimer«, die echte Geschichten darüber erzählen können, wie Yoga und insbesondere Yin Yoga ihr Leben verbessert hat. Danke an Karin, Pia, Tom und Torgny.

Vielen Dank für den großartigen wissenschaftlichen Input an Angelica Brandelius und Anders Glemme, und vielen Dank auch an Christoffer Wahlgren, Senior Teaching Professional (Golflehrer) bei Wahlgren Golf, für das Überprüfen des Golfabschnitts.

Sanni Sorma, ohne deine genialen Fähigkeiten als Fotografin und Art-Direktorin wäre dieses Buch niemals entstanden.

Ich danke auch Jon von Lotus Publishing, der dieses Buch als Projekt betrachtet, das es wert ist, geteilt zu werden.

Danke euch allen!

ÜBUNGSREGISTER

ALLE FLOWS IM ÜBERBLICK